目 录

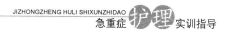
项目三　院内患者监护

项目四　综合情景模拟演练

项目五　知识测试

高职高专护理专业工学结合规划教材

急重症护理实训指导

主　编　费素定

主　审　周菊芝

副主编　黄金银

编　委　（以姓氏笔画排序）

　　　　王小丽（宁波卫生职业技术学院）

　　　　孙孝君（宁波鄞县人民医院）

　　　　李　娟（宁波市李惠利医院）

　　　　邵亚娣（宁波市第一医院）

　　　　费素定（宁波卫生职业技术学院）

　　　　徐金梅（宁波卫生职业技术学院）

　　　　徐敏娟（宁波市妇女儿童医院）

　　　　黄金银（宁波卫生职业技术学院）

　　　　缪群芳（杭州师范大学护理学院）

ZHEJIANG UNIVERSITY PRESS

浙江大学出版社

图书在版编目(CIP)数据

急重症护理实训指导/费素定主编. —杭州：浙江大学
出版社，2012.7(2019.1 重印)
　ISBN 978-7-308-10196-7

　Ⅰ.①急… Ⅱ.①费… Ⅲ.①急性病—护理学②险症—
护理学 Ⅳ.①R472.2

　中国版本图书馆 CIP 数据核字(2012)第 145140 号

急重症护理实训指导

费素定　主编

丛书策划	孙秀丽
责任编辑	孙秀丽
封面设计	联合视务
出版发行	浙江大学出版社
	（杭州市天目山路 148 号　邮政编码 310007）
	（网址：http://www.zjupress.com）
排　　版	杭州大漠照排印刷有限公司
印　　刷	杭州杭新印务有限公司
开　　本	787mm×1092mm　1/16
印　　张	9
字　　数	208 千
版 印 次	2012 年 8 月第 1 版　2019 年 1 月第 6 次印刷
书　　号	ISBN 978-7-308-10196-7
定　　价	27.00 元

前　　言

　　21 世纪,社会的进步与发展进入了一个崭新的阶段。人类在享受物质文明和精神文明的同时,也受到突发事件和急重症发生的威胁。因此,护理人员不仅要掌握院内急救与监护的知识与技能,还要具备应对医院外发生各种危及生命的急症、创伤、中毒、灾难、意外事故的能力,为赢得抢救时机、挽救生命、减轻伤残发挥专业人员应有的作用。

　　急重症护理是急重症医学和护理学相结合形成的一门新兴学科,是一门研究各类急性病、急性创伤、慢性病急性发作及危重患者的抢救与护理的跨学科的综合性应用学科,是高职护生的必修课程。其中,实践教学是急重症护理教学中至关重要的环节之一。本实训指导顺应当今急救模式的改变,以急重症护理的工作过程、工作任务为依据,突出对急重症患者的院外、院内急救与监护合为一体的整体救护。在内容的构建上结合临床发展需要,力争做到新颖、实用、适合,实现理论与实践教学全程衔接、理论与实践的有机统一。

　　本实训指导分六个项目:项目一为院前急救(即基本救护技术),重点阐述如何转变抢救观念,积极做好院前急救,尽最大努力挽救患者的生命。项目二为院内患者救护,包括各项急重症救护的方法和操作流程图,使学生容易操作和掌握。项目三为院内患者监护,运用各种监护仪器设备和技术,加强对急危重患者各系统功能的监测。项目四是基于临床工作过程的综合情景模拟技能演练,培养学生敏锐的临床观察能力、解决问题的能力以及团队合作精神。最后配有急重症护理知识测试、常用急重症护理操作考核评分标准,以方便学生在学习活动中进行自评或互评。

　　本实训教材的参编人员由急重症护理教师及具有多年临床工作经验的临床护理专家组成。由于编者水平有限,难免有不尽完善之处,敬请广大读者批评指正。

编者

2012 年 8 月

项目六 实践环节考核评分标准

项目一 院外急救(基本救护技术)

任务一 气道梗阻急救法

一、海式手法(Hemilich maneuver)

【实训目的】

识别气道异物导致呼吸道梗阻,解除异物导致的呼吸道梗阻,挽救患者的生命。

【实训内容】

腹部冲击法;胸部冲击法;背部叩击法。

【实训方式】

1. 将每一班分成两组,每组约 25 人,一位教师指导。

2. 请学生模拟气道梗阻的症状,教师示教海式手法进行急救。

3. 注重根据患者情况需选择正确的急救方式。

4. 分组练习海式手法,并请学生回示,突出操作的注意事项。

【实训时间】

1 学时。

【操作程序】

(一)操作前准备

1. 识别气道梗阻患者的临床表现,选择正确的急救方法。

2. 已掌握 CPR 的操作要领。

(二)操作步骤

1. 成人救治法

(1)自救腹部冲击法:适用于不完全气道梗阻的患者,意识清醒,发生意外时无他人在场(图 1-1-1)。

① 自己的一手握空心拳,拳眼置于腹部正中位置线、脐上两横指处;

② 另一手握住此拳,双手同时快速向上、向内冲击 5 次,每次冲击应单独、有力地进行,以使异物能排出;

③ 还可选择将下腹部压在坚硬物上,如桌边、椅背和栏杆处,连续向上、向内冲击 5 次(图 1-1-2)。

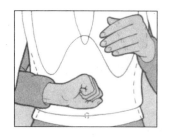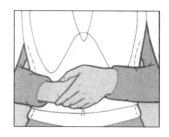

图 1 - 1 - 1　自救腹部冲击法

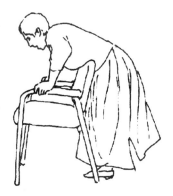

图 1 - 1 - 2　下腹部压在椅背以驱出呼吸道异物

（2）互救腹部冲击法：适用于不完全或完全气道梗阻患者。同时呼叫 EMS。

1）立位腹部冲击法：用于意识清醒的患者（图 1 - 1 - 3）。

① 救护员站在患者的背后，双臂环绕在患者腰部，令患者弯腰、头部前倾；

② 一手握空心拳，拳眼顶住腹部正中位置线、脐上两横指处；

③ 另一手握住此拳，快速向上、向内冲击 5 次；

④ 嘱患者配合救护员，低头张口，以便异物排出。

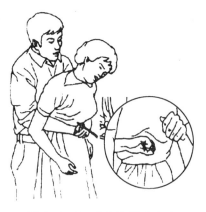

图 1 - 1 - 3　立位腹部冲击法

2）仰卧式腹部冲击法：用于意识不清的患者（图 1 - 1 - 4）。

① 将患者置于仰卧位，救护员骑跨在患者髋部两侧或跪于患者一侧；

② 一只手的掌根置于患者腹部正中位置线、脐上两横指处,不要触及剑突;

③ 另一只手直接放在第一只手上,两手掌根重叠;

④ 两手合力快速向上、向内有节奏冲击患者腹部,连续5次;

⑤ 检查口腔,如异物被冲出,迅速用手将异物取出;

⑥ 检查呼吸、心跳,如无,立即进行CPR。

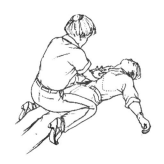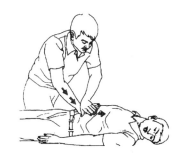

图1-1-4 仰卧式腹部冲击法

(3) 互救胸部冲击法:适用于不宜采用腹部冲击法的患者,如肥胖、妊娠晚期者。

1) 立位胸部冲击法:用于意识清醒的患者(图1-1-5)。

① 救护员站在患者的背后,两臂从患者腋下环绕其胸部;

② 一手握空心拳,将拳眼置于患者胸骨的中点,注意避开肋骨缘及剑突;

③ 另一只手紧握此拳向内、向上有节奏冲击5次;

④ 重复操作若干次,检查异物是否排出。

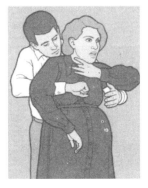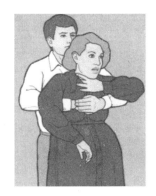

图1-1-5 立位胸部冲击法

2) 仰卧式胸部冲击法:用于意识不清的患者。

① 将患者置于仰卧位,救护员骑跨在患者髋部两侧;

② 胸部冲击位置与胸外心脏按压部位相同;

③ 两手掌根重叠,快速有节奏地按压5次;

④ 重复操作若干次,检查异物是否排出;

⑤ 检查呼吸心跳,如无,立即进行CPR。

2. 儿童救治法 即腹部冲击法。清醒者采用立位腹部冲击法,意识不清者采用仰卧式腹部冲击法。

① 操作方法与成人相同;

② 检查口腔,如异物排出,迅速用手取出异物;

③ 若阻塞物未能排出,重复操作1~3次;

④ 如呼吸心跳停止,立即进行CPR。

3. 婴儿救治法 即背部叩击与胸部冲击法联合(图1-1-6)应用。

① 救护员将患儿脸朝下放于一侧的前臂上,有力地托住下颌以支持患儿头部,抢救者前臂可放于自己大腿上以获得支持,保持患儿头低于躯干;

② 用手掌根向内、向上叩击婴儿背部两肩胛骨之间5次;

③ 背部拍击后,将一手放在患儿背部托住头,另一手支持头颈、下颌;

④ 将患儿反转为仰卧位,并将手支撑于大腿上,注意患儿头低于躯干;

⑤ 快速冲击性按压婴儿两乳头连线下一横指处5次;

⑥ 检查口腔,如异物排出,迅速用手取出异物;

⑦ 若阻塞物未能排出,重复进行背部叩击和胸部冲击。

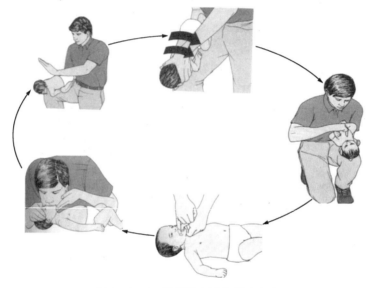

图1-1-6 背部叩击及胸部冲击法

(三) 操作注意事项

1. 尽早尽快识别气道异物梗阻的表现,迅速作出判断。

2. 实施腹部冲击,定位要准确,不要把手放在胸骨的剑突上或肋缘下。

3. 腹部冲击要注意防止胃反流导致的误吸。

4. 对婴儿实施腹部冲击法时可能会引起肝脏的损伤。

5. 预防气道异物梗塞的发生,如将食物切成小条,缓慢完全咀嚼,儿童口含食物时不要跑步或玩耍等。

【操作流程图】

1. 意识清醒者——

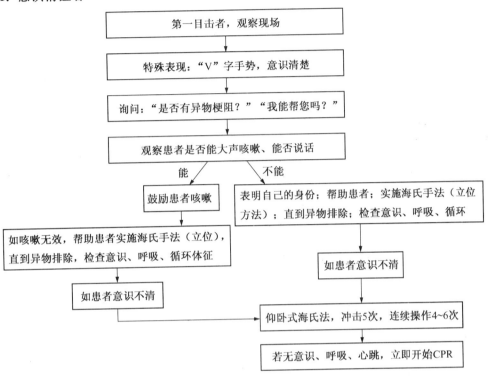

2. 意识不清者——

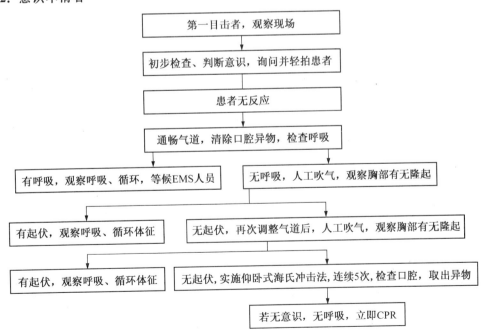

（徐金梅）

二、环甲膜穿刺

【实训目的】

为各种原因引起的急性上呼吸道梗阻患者建立一个细小的、快速的临床临时气体通道，暂时维持生命。

【实训内容】

环甲膜穿刺术及护理。

【实训方式】

1. 将每一班分成两组，每组约 25 人，一位教师指导。

2. 教师示教环甲膜穿刺技术，要求定位准确，并注重人文关怀。

3. 强调环甲膜穿刺术的注意事项及患者的反应。

4. 分组练习环甲膜穿刺术，请学生回示，并总结操作要领。

【实训时间】

1 学时

【操作程序】

（一）操作前准备

1. 救护员需具备一定救护知识、技能。

2. 用物 环甲膜穿刺针或 16 号注射针头、T 形连接管、供氧装置。

（二）操作步骤

1. 患者取仰卧位，去掉枕头，肩部垫起，头部后仰。

2. 在甲状软骨与环状软骨之间正中处可触到一凹陷，即环甲膜（图 1-1-7），为穿刺位置。消毒局部皮肤，术者戴无菌手套，铺洞巾，一般不需麻醉。

3. 术者以食、中指固定环甲膜两侧皮肤，右手持环甲膜穿刺针从环甲膜处垂直下刺，针头刺入环甲膜有落空感时提示已进入气道，患者可出现反射性咳嗽。若穿刺正确，取出针芯后立即有气流冲出，此时应立即停止进针，以免进针过深伤及气道后壁及深部组织。

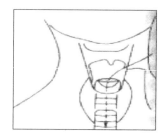

图 1-1-7 环甲膜穿刺点

4. 穿刺成功后垂直固定针头，并迅速与 T 形管一端连接，另一端连接供氧装置，给予呼吸支持。

（三）操作注意事项

1. 神志清醒者须向患者做好解释，消除紧张、恐惧心理，以得到良好的合作。

2. 各个接口连接处必须紧密，避免漏气。

3. 注意观察穿刺部位，如有出血应及时止血，防止血液流入气道造成窒息。

4. 3 岁以下的小儿不宜作环甲膜切开术。

5. 监测患者生命体征，特别是及时了解呼吸困难及缺氧症状是否改善。环甲膜穿刺仅仅是无条件情况下的一种简单有效的通气措施,若上呼吸道梗阻症状未见改善或解除,应立即行气管插管或气管切开,同时做好相应的准备。

【操作流程图】

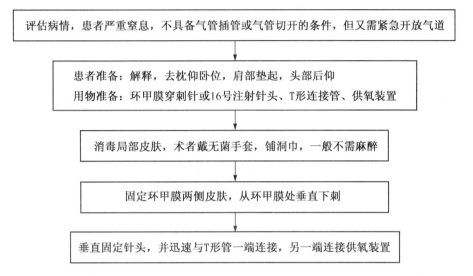

评估病情,患者严重窒息,不具备气管插管或气管切开的条件,但又需紧急开放气道

患者准备:解释,去枕仰卧位,肩部垫起,头部后仰
用物准备:环甲膜穿刺针或16号注射针头、T形连接管、供氧装置

消毒局部皮肤,术者戴无菌手套,铺洞巾,一般不需麻醉

固定环甲膜两侧皮肤,从环甲膜处垂直下刺

垂直固定针头,并迅速与T形管一端连接,另一端连接供氧装置

(徐金梅)

任务二　心肺复苏术

一、成人现场心肺复苏操作

【实训目的】

对心跳、呼吸骤停患者采取紧急抢救措施,尽早给心、脑等重要脏器供氧,维持基础生命活动,为进一步复苏创造有利条件。

【实训内容】

评估、呼救、开放气道、人工呼吸、胸外心脏按压、操作后评价。

【实训方式】

1. 将每班分为两组,每组约 25 人,一位教师指导。

2. 教师示教,学生回示。

3. 教师对每一位学生逐一纠正,督促学生自主练习。

【实训时间】

2 学时

【操作程序】

(一) 操作前用物准备

心肺复苏模拟人、纱布、酒精棉球或人工呼吸膜。

（二）操作步骤

1. 评估与判断　求援者到达现场后，快速判断现场是否安全，确保患者和自身的安全。判断患者是否有意识，采取"轻拍重喊"，即大声呼唤患者，看有无反应；轻拍患者肩膀看有无反应。看患者有无胸廓起伏，如无胸廓起伏可确定无呼吸。

2. 呼救　如患者无意识，立即高声求助（"来人啊！救命啊！有人晕倒了！我是救护员，请赶快拨打120，有会救护的赶快来帮忙，如有 AED 请拿来"）。

3. 安置患者心肺复苏体位　立刻将患者就地仰卧于硬质的平面上（地上或垫有硬板的床上）。如果患者病后呈俯卧或侧卧位，则立即将其翻转成仰卧位。

翻身方法：① 将患者双上肢向头部方向伸直；② 将患者离救护者远侧小腿放在近侧小腿上，两腿交叉；③ 救护者一只手托住患者颈部，另一只手托住患者远侧的腋下或胯部，使头、颈、肩和躯干同时翻向救护者；④ 最后将患者两上肢放于身体两侧，解开患者衣领、裤带、女性胸罩。对疑有颈髓损伤患者的搬动一定要做好头颈部的固定，防止颈部扭曲（图1-2-1）。如果患者躺卧在软床上，可将一块宽度不小于70cm的木板置于患者背部，以保证复苏的效果。

救护者体位：救护者应双腿跪于（或立于）患者一侧。单人抢救时，救护者两膝分别跪于患者的肩和腰的旁边，以利于吹气和按压，应避免来回移动膝部。

4. 判断患者大动脉搏动　判断患者有无心跳，医务人员在现场需检查患者有无大动脉搏动（非医务人员可以省略）。成人检查患者颈动脉有无搏动。用左手扶住患者的头部，右手的食、中指先触及颈正中部位（甲状软骨）中线，男性可先触及喉结，向旁滑移2～3cm，在气管与胸锁乳突肌之间的凹陷深处轻轻触摸（见图1-2-2），时间5～10s。

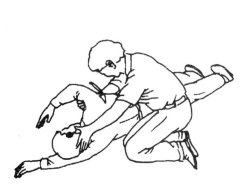

图1-2-1　翻转患者的方法

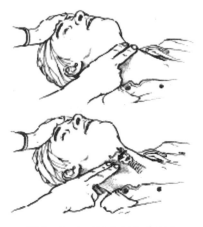

图1-2-2　颈动脉搏动触摸

5. 人工循环 C(circulation)　患者无自主呼吸、无大动脉搏动，立即行胸外心脏按压，建立人工循环。胸外心脏按压操作方法：

（1）**体位**：复苏者应根据患者位置高低，分别采取跪、站、踩脚凳等姿势，以保证按压力垂直并有效地作用于患者胸骨。

（2）**确定按压部位**：胸骨的下半部，患者乳头连线与胸骨交界处。

（3）**按压手法**：救护者一手掌根部放在胸部正中两乳头之间的胸骨上，另一手掌平行重叠压在其手背上，十指相扣，掌心翘起，手指抬离胸壁，肘部伸直，垂直向下用力，借助自身上半身的体重和肩臂部肌肉的力量进行操作,实施连续规则的按压(图1-2-3)。

(4)按压深度:成人胸骨下压深度至少5.0cm,每次按压后应让胸壁完全回复,放松后掌根不能离开胸壁,以免位置移动。

(5)按压频率:胸外按压频率为至少100次/min,不超过120次/min,按压与放松时间基本相等。

(6)按压—吹气比值:30∶2。

(7)未建立人工气道前,进行人工呼吸时,须暂停胸外心脏按压。

6. 畅通气道 A(airway)

(1)去除呼吸道异物:用手指挤压前鼻腔挤出分泌物,清理口腔内的血凝块、污物、淤泥、呕吐物等异物。

清理方法:将患者头偏向一侧,一手拇指和其余4指压住患者舌头、下压下颌;另一手食指沿口腔侧壁(颊部)深入口腔深部(咽部),随后移向口腔另一侧,当食指回收弯曲时顺势将异物勾出,见图1-2-4。注意手指防护,不要忘记取出义齿,以防掉入气管。

(2)开放呼吸道:

仰头-举颏法:术者一手掌置于患者的前额,用力使其头向后仰,后仰的程度为患者下颌角与耳垂连线与水平面垂直;另一手食指和中指置于患者的下颌近颏的骨性部分,向上抬起下颌,使牙齿几乎咬合(见图1-2-5)。

下颌前推法:用于已存在或疑有颈椎损伤的患者。急救人员将两手置于患者头部两侧,肘部支撑在患者所躺平面上,双手手指放在患者下颌角,向上提起下颌(见图1-2-6)。这种操作仅为医务人员使用。

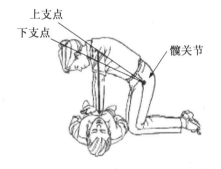

图1-2-3　胸外心脏按压手法与姿势

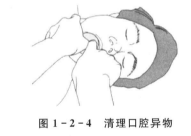

图1-2-4　清理口腔异物

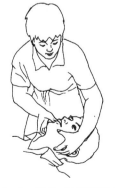

图1-2-5　仰头-举颏法打开气道

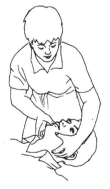

图1-2-6　下颌前推法打开气道

7. 人工呼吸 B(breathing)

（1）复苏者吸一口气,用一手拇指和食指捏住患者鼻翼,防止吹气时气体从鼻孔逸出;同时用嘴唇封住患者的口唇,给患者吹气,时间在1s以上,并用眼睛余光观察患者的胸廓是否抬高(大约500～600ml)。

（2）术者头稍抬起,嘴唇离开患者口部,半侧转换气,同时松开捏闭鼻翼的手指,让患者的胸廓及肺弹性回缩,排出肺内气体,患者自动完成一次呼气动作。

（3）重复上述步骤再吹一次气,连续吹气2次(见图1-2-7)。考虑到安全问题,吹气时可采用口对屏障装置进行(面部防护或口对面罩)。

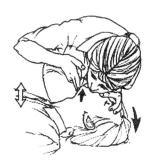

图 1-2-7 口对口人工呼吸

8. 评估复苏效果 在完成5个循环胸外按压和人工呼吸操作(或每隔2min),复苏者应检查患者颈动脉搏动、患者的自主呼吸等。如仍未恢复呼吸、心跳,应重新开始胸外按压,在呼吸、心跳未恢复情况下,不要中断CPR。BLS有效的标志是:

（1）颈动脉出现规律的搏动。

（2）自主呼吸恢复。

（3）收缩压＞60mmHg(8.0kPa)。

（4）面色、口唇由苍白、发绀变红润。

（5）瞳孔由大变小,对光反射恢复。

（6）患者出现眼球活动、呻吟、手脚抽动。

9. 安置患者复原体位(侧卧位) 患者经过心肺复苏后,心跳、呼吸恢复但意识仍不清,为防止舌后坠,或分泌物、呕吐物阻塞呼吸道,应将患者置于侧卧体位。

方法：① 将靠近救护者侧的上肢向头部侧方伸直,另一上肢肘弯曲于胸前;② 将患者救护者远侧的小腿弯曲;③ 救护者一只手扶住救护者远侧的患者的肩部,另一只手扶住患者救护者远侧的膝部或胯部,轻轻将患者侧卧向救护者;④ 最后将患者上方的手放置于面颊下方,保持头后仰并防止面部朝下(图1-2-8)。

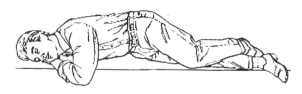

图 1-2-8 复原体位

（三）操作注意事项

1. 在救护中要确保现场安全，做好自我保护。不要随意搬动伤病员，以免造成进一步伤害。翻身时做好伤员颈部的固定，使头颈部与身体在同一轴线翻转，防止颈髓、脊髓损伤。

2. 由现场的第二人寻求救援，应该快速接通当地急救电话"120"，通知急救机构，并报告事发地点（街道名称、就近建筑物醒目标志）、正在使用的电话号码、发生了什么事件、多少人需要救治、发病者的情况、正给予什么样的处置等信息 。不要先放下话筒，要等求援医疗服务机构调度人员先挂断电话。

3. 如果第一次通气看不到胸廓起伏，应该重新开放气道，如果方法正确而连续 2 次吹气都没有胸廓起伏，即提示有异物梗阻，按意识不清患者异物梗阻救治法救治。

4. 评估循环体征，包括患者的呼吸、咳嗽、运动及对人工呼吸的反应，如患者无呼吸、咳嗽、运动，应立即开始胸外心脏按压，非专业医护人员不需要检查脉搏，患者无意识、无自主呼吸立即实施胸外心脏按压。

5. 触摸患者颈动脉时不可用力过猛，避免刺激颈动脉窦使迷走神经兴奋，反射性引起心跳停止；不可同时触摸两侧颈动脉，以防阻断脑部血液供应。

6. 为避免急救者过度疲劳，建议实施胸外心脏按压者应 2min 交换一次。但两人交换位置所用的时间要尽可能短，不应超过 5s。

7. 双人复苏时，一人行胸外心脏按压按压；另一人在患者头颈部，维持气道开放，进行人工呼吸，并检查颈动脉搏动，以观察按压是否有效。

8. 尽管最佳的 CPR 是按压和人工呼吸均进行，但由于非专业人员也许不能或不愿进行人工呼吸，那么应该鼓励其进行只有胸外按压的 CPR。

【操作流程图】

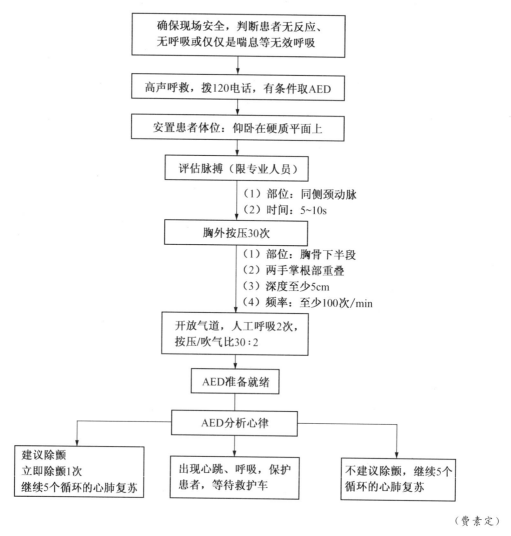

确保现场安全，判断患者无反应、无呼吸或仅仅是喘息等无效呼吸

高声呼救，拨120电话，有条件取AED

安置患者体位：仰卧在硬质平面上

评估脉搏（限专业人员）
(1) 部位：同侧颈动脉
(2) 时间：5~10s

胸外按压30次
(1) 部位：胸骨下半段
(2) 两手掌根部重叠
(3) 深度至少5cm
(4) 频率：至少100次/min

开放气道，人工呼吸2次，按压/吹气比30:2

AED准备就绪

AED分析心律

建议除颤
立即除颤1次
继续5个循环的心肺复苏

出现心跳、呼吸，保护患者，等待救护车

不建议除颤，继续5个循环的心肺复苏

（费素定）

二、儿童、婴儿现场心肺复苏操作

【实训目的】

尽快建立和恢复患者的循环和呼吸功能，促进脑功能恢复。

【实训内容】

婴儿及儿童 CPR 程序

【实训方式】

教师示教讲解→学生操作练习→学生回示范→试验室开放，学生练习→操作考核

【实训时间】

2 个学时

【操作程序】

（一）操作前准备

心肺复苏模拟人、纱布、酒精棉球。

（二）操作步骤

评估环境,在安全现场实施救治。

1. 评估患者　判断有无意识(可呼叫患者名字、轻拍患者双肩部,对婴儿可采取拍击足跟,若不能哭泣,可判断无意识);判断有无呼吸(看胸廓有无起伏)。

2. 求救　如患儿无意识、无呼吸或仅有喘息。立即高声呼救,请人打120急救电话。

3. 摆正体位(仰卧位放到硬质的平面上),松开衣裤。

4. 评估脉搏　评估部位:婴儿——肱动脉,儿童——颈或股动脉。评估时间<10s。如未触及脉搏或心率小于60次/min,且有体循环灌注不足的表现,即开始胸外按压。

5. 胸外心脏按压

（1）按压部位:婴儿应在两乳头连线中点的略下方,儿童应在两乳头连线中点。

（2）按压手法:婴儿用两指按压法或用两拇指环抱按压法。儿童可用单手/双手(根据体型)掌跟按压。

（3）按压深度:按压深度至少为胸廓前后径的1/3,儿童约5cm,婴儿约4cm。

（4）按压频率:至少100次/min,按压与放松的时间基本相等。

（5）按压—通气比值:单人为30∶2,双人为15∶2。

6. 有异物者头偏向一侧(疑有颈椎骨折者不转动头部),清除口内异物。

7. 开放气道　仰头-举颏法(一手掌放在患儿前额,轻轻压额将头后仰至中间位置,轻度伸展颈部,另一手食指、中指放在下颌颏部的骨性部分,将下颌向前向上抬。儿童头后仰60°,婴儿头后仰30°)。

8. 人工呼吸　婴儿用口对口鼻技术,儿童用口对口技术,吹气2次。每次正常吸气后吹气1s以上,给予足够能使胸廓抬起的潮气量。

9. 评估复苏效果　5个循环或2min评估患者一次。

（三）操作注意事项

1. 人工呼吸前必须先打开气道,清除异物,可用仰头-举颏法。疑有颈椎骨折者采用下颌前提法。人工呼吸时应注意患者和自身的保护,必要时使用纱布。

2. 心脏按压时部位要准确;力度要适宜;按压时手臂必须伸直,重力垂直向下;按压和放松时手指或手掌跟部都不能离开胸壁。

3. 按压中尽量减少中断,中断时间不超过10s。

4. 避免过度通气。

5. 神志转清、瞳孔变小、脉搏、自主呼吸恢复、面色变红润,说明心肺复苏有效。

【操作流程图】

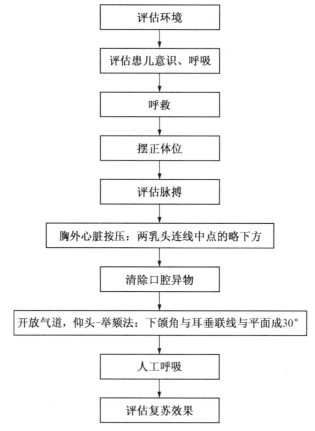

附表：成人、儿童、婴儿心肺复苏对比表

	成人（8岁以上）	儿童（1～8岁）	婴儿（1岁以下）
判断意识	轻拍，重喊	轻拍，重喊	拍击足底
胸外按压位置	乳头连线中央（胸骨下1/2处）	乳头连线中央（胸骨下1/2处）	两乳头连线下方
胸外按压手法	双手掌根	单手掌根	两个手指
胸外按压深度（cm）	至少5	至少胸廓厚度的1/3，约5	至少胸廓厚度的1/3，约4
胸外按压速度（次/min）	至少100	至少100	至少100
开放气道	头后仰90°	头后仰60°	头后仰30°
人工呼吸方法	口对口吹气	口对口吹气	口对口鼻
吹气速度（次/min）	10～12	12～20	12～20
按压/吹气比	30：2	单人30：2；双人15：2	单人30：2；双人15：2

（徐敏娟　费素定）

三、新生儿复苏操作

【实训目的】

尽快建立和恢复新生儿的循环和呼吸功能,促进脑功能恢复。

【实训内容】

评估、开放气道、正压通气、胸外按压、评价

【实训方式】

1. 将每班分为两组,每组约 25 人,一位教师指导。

2. 教师示教,学生回示。

3. 教师对每一位学生逐一纠正,督促学生自主练习。

【实训时间】

1 学时

【操作程序】

(一)操作前准备

心肺复苏模拟人、氧气、流量表、呼吸球囊、氧气连接管、面罩。

(二)操作步骤

1. 最初评估　新生儿一出生,就要评估:足月吗? 有呼吸或哭声吗? 肌张力好吗? 只要有 1 个答案是"否",就应该继续做复苏的最初步骤。

2. 通畅气道

(1)摆正新生儿头部,可在其肩胛下垫一折叠毛巾,使颈部轻度仰伸到"鼻吸气"的位置。

(2)口、鼻腔内有分泌物时,立即清除。

(3)弹足底或摩擦背部以刺激呼吸。

3. 建立呼吸　评价患儿的呼吸、心率。如新生儿呼吸暂停、喘息、费力或心率<100 次/min,应用正压人工呼吸辅助呼吸。

(1)正压人工呼吸时的呼吸频率为 40～60 次/min,为维持 40～60 次/min 的呼吸频率,操作者应一边操作一边念(见图 1－2－9)。

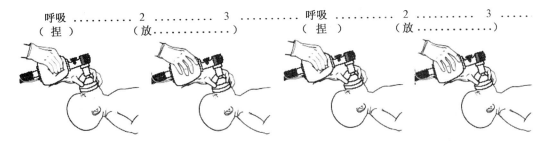

呼吸 ……… 2 ——— 3 ——— 呼吸 ……… 2 ——— 3 ———
(捏)　　　(放………)　　　(捏)　　　(放………)

图 1－2－9　新生儿人工呼吸方法

(2)达到足够通气压力的最好指征是心率迅速升高和继之而来的肤色和肌张力的改善。如

这些指征无改善,应观察每次正压通气时胸廓运动如何,以及用听诊器听胸廓两侧的呼吸音。

4. 恢复循环 正压人工呼吸 30s 后,评价新生儿,如心率<60 次/min,在继续做正压人工呼吸的同时,通过胸外按压支持循环。

(1)按压部位:胸骨下 1/3,在剑突和乳头连线之间。

(2)按压手法:拇指法(A)和双指法(B)(见图 1-2-10)。

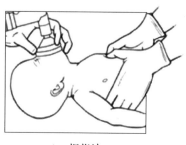
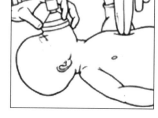

A 拇指法   B 双指法

图 1-2-10 新生儿胸外心脏按压手法

(3)按压深度:胸骨下陷约前后胸直径 1/3 的深度。

(4)胸外按压与人工呼吸配合:每 3 次胸外按压后,正压人工呼吸 1 次,共计每分钟 30 次正压人工呼吸和 90 次胸外按压(见图 1-2-11)。

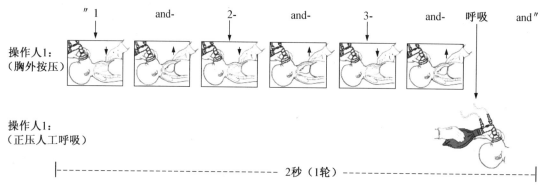

图 1-2-11 新生儿胸外按压与人工呼吸配合

5. 药物治疗 在 30s 胸外按压配合正压人工呼吸后,心率仍在<60 次/min,予肾上腺素应用,推荐新生儿静脉剂量是 1:10000 肾上腺素 0.1~0.3ml/kg,每隔 3~5min 重复注入。并根据病情给予扩容,纠正酸中毒、低血糖、低血压等治疗。

(三)操作注意事项

1. 在新生儿复苏过程中要注意对患儿的保暖。

2. 复苏过程中,每操作一步的同时,均要评价患儿的情况,然后再决定下一步的操作。

3. 复苏过程中各步骤使用的时间为 30s,如果新生儿无好转迹象,并且复苏操作均正确,则无需继续这个步骤超过 30s。反之,如果你发现某个操作不准确,可以适当延长时间来纠正问题。

4. 胸外按压时,呼吸频率为 30 次/min,按压频率为 90 次/min。相当于每分钟 120"动作"。3 次按压和 1 次呼吸为 1 个周期,耗时约 2s。

5. 复苏过程中,最优化的氧管理显得特别重要。在正压通气及需辅助供氧时用脉搏血氧仪检测血氧饱和度,探头放在右上肢手腕或手掌内侧。

【操作流程图】

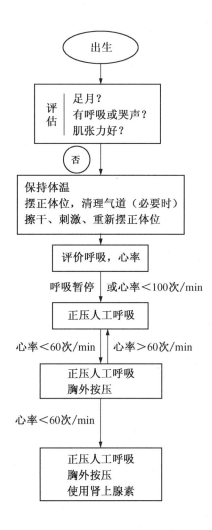

（徐敏娟）

任务三　创伤患者的现场急救

一、现场止血

【实训目的】

根据出血部位不同及出血时的不同表现,采取有效的止血方式,防止伤口继续出血。

【实训内容】

现场伤情评估、合适的止血方法选择、各种止血方法操作及效果评价。

【实训方式】

1. 将每班分为两组,每组约 25 人,一位教师指导。

2. 教师讲解模拟情景并示教,学生同时进行练习,教师对每一位学生逐一纠正。

3. 学生自主练习,学生回示。

【实训时间】

0.5 学时

【操作程序】

(一) 加压包扎止血法

1. 操作前准备

(1) 用物准备:根据具体情况选择适当的材料。

(2) 患者准备:向患者做好解释,包括止血的目的、患者应如何配合操作,协助患者取舒适体位等。

2. 操作步骤

(1) 用生理盐水冲洗后消毒或用消毒液涂擦创口周围皮肤。

(2) 再将无菌敷料覆盖在伤口上。

(3) 用绷带、三角巾或布带加适当压力包紧。

3. 操作注意事项

(1) 松紧度以能达到止血目的为宜,可将手掌放在敷料上均匀加压。

(2) 伤口内有异物、碎骨片时不能使用此法。

(3) 三角巾及绷带的结不能打在伤口上。

(4) 如敷料已湿透,直接将新敷料覆盖其上即可。

(二) 指压止血法

1. 操作前准备 向患者做好解释,协助患者取舒适体位。

2. 操作步骤

(1) 指压面动脉:多用于颜面部外伤大出血。用拇指或食指压迫出血同侧下颌骨下缘、咬肌前缘的面动脉搏动点(下颌角前方 1.2cm 凹陷处)止血(图 1-3-1)。

(2) 指压颈总动脉:适用于头面颈部大出血。用拇指或其他四指压迫同侧气管外侧与胸锁乳突肌前缘中点之间(相当于甲状软骨平面)的颈总动脉搏动强点,用力向后压向第 6 颈椎横突上(图 1-3-2)。

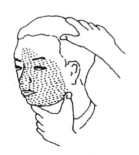
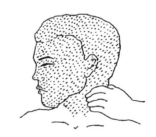

图 1-3-1 面动脉指压止血法　　　图 1-3-2 颈总动脉指压止血法

(3)指压颞浅动脉:用于一侧头顶部、颞部外伤大出血。用拇指或食指压迫出血同侧耳屏前方颧弓根部的颞浅动脉搏动点止血(图1-3-3)。

(4)指压肱动脉:常用于一侧肘关节以下部位的外伤大出血。用拇指和其余四指压迫肱二头肌内侧沟中部的肱动脉搏动点,将动脉向外压向肱骨,同时用另一手将患肢上举(图1-3-4)。

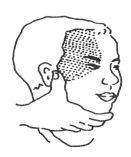 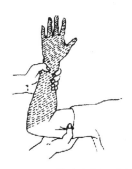

图1-3-3 颞浅动脉指压止血法　　图1-3-4 肱动脉指压止血法

(5)指压桡、尺动脉:适用于手部出血。用双手拇指同时压迫手腕横纹稍上处的内、外侧的尺、桡动脉搏动点止血。亦可用握拳法,同时压迫尺、桡动脉搏动点(图1-3-5)。

(6)指压锁骨下动脉:常用于肩部、腋部、上臂上部的出血。用拇指或拳头压迫同侧锁骨上窝中部的锁骨下动脉搏动点,并将动脉压向第1肋骨(图1-3-6)。

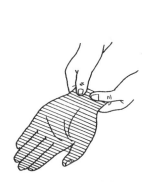 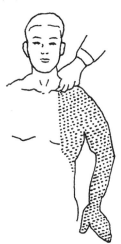

图1-3-5 桡、尺动脉指压止血法　　图1-3-6 锁骨下动脉指压止血法

(7)指压股动脉:常用于下肢出血。先将髋关节略屈曲、外展、外旋,用双手拇指或双手掌重叠用力压迫大腿根部腹股沟韧带内侧1/3处点稍下的股动脉强搏动点止血(图1-3-7)。

(8)指压胫前、胫后动脉:常用于足部出血者。用双手拇指或食指压迫足背中部近脚腕处的胫前动搏动点以及足跟与内踝之间的胫后动脉搏动点止血(图1-3-8)。

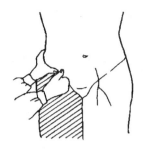
图 1-3-7　股动脉压迫止血法

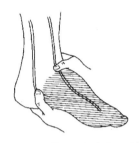
图 1-3-8　胫前、胫后动脉压迫止血法

3. 操作注意事项

（1）绝对禁止同时压迫双侧颈总动脉，以免阻断全部脑血流供应。

（2）定位应准确，用力须适当。

（3）因属于临时性止血措施，故常需与其他方法同时进行。

（三）止血带止血法

1. 操作前准备

（1）用物准备：根据具体情况选择适当的材料。

（2）患者准备：向患者做好解释，包括止血的目的、患者应如何配合操作，协助患者取舒适体位。

2. 操作步骤

（1）无弹性止血带止血法

1）勒紧止血法：用绷带或三角巾叠成带状或用手头有的布料等在伤口上部（近心端）勒紧止血，第一道绕扎为衬垫，第二道压在第一道上面，并适当勒紧。

2）绞紧止血法：将叠成带状的三角巾在伤口上部（近心端）绕肢体一圈，两端向前拉紧在手臂外侧打一活结，形成第二道带圈。将硬质条状物如小木棒、笔杆、筷子等作为绞棒，插在第二道带圈内，提起绞棒绞紧后，将木棒一头插入活结套内，并把活结套拉紧固定（图 1-3-9）。

（2）橡皮止血带止血法：将患肢抬高或置于操作者肩部，用软布料、棉花等软织物衬垫于止血部位皮肤上（伤口上部）。左手拇指、食指和中指紧握止血带距头端 10cm 处，手背向下，右手将止血带以后一圈压前一圈的方法绕肢体 2～3 圈，再将止血带尾端塞入左手食指与中指之间，食中指紧夹住止血带向下牵拉，成为一个活结（图 1-3-10）。

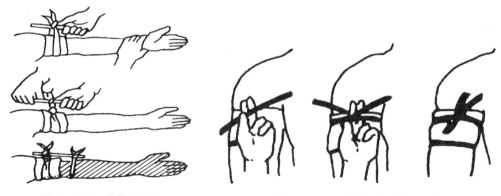
图 1-3-9　绞紧止血法　　　　　　　图 1-3-10　橡皮止血带止血法

（3）充气止血带：根据受伤肢体,选择合适宽度的充气止血带,如上肢专用止血带的宽度约为 5cm,下肢专用止血带的宽度约为 10~15cm。将充气止血带绑在止血部位皮肤上（伤口上段肢体）,充气至动脉出血停止即可(图1-3-11)。

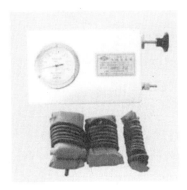

图 1-3-11 充气止血带

3．操作注意事项

（1）部位准确,止血带应扎在伤口的近心端,并尽量靠近伤口,以防止产生多部位的组织缺血。

（2）压力适当,以出血明显减少或停止,远端动脉搏动减弱或消失为度。

(四) 屈肢加垫止血法

1．操作前准备

（1）用物准备：根据具体情况选择适当的材料。

（2）患者准备：向患者做好解释,包括止血的目的、患者应如何配合操作,协助患者取舒适体位。

2．操作步骤

（1）必须先确定局部有无骨关节损伤。

（2）肘窝或腘窝处垫以棉垫卷、绷带卷（或用毛巾、衣物代替）等,然后用力屈曲肘关节或膝关节,借衬垫物压住动脉,同时借助绷带、三角巾将肢体固定于屈曲位(图1-3-12)。

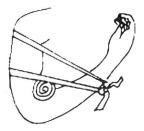

图 1-3-12 屈肢加垫止血法

3．注意事项

（1）肘、膝关节远端肢体受伤出血,无上肢、下肢骨关节损伤时使用。

（2）如伤肢合并有骨关节损伤时更可能导致损伤加重,在伤员搬运时造成不便,需谨慎使用。

(五) 填塞止血法

1．操作前准备

（1）用物准备：无菌敷料、大块敷料、绷带、三角巾等。

（2）患者准备：向患者做好解释,包括止血的目的、患者应如何配合操作,协助患者取舒适体位。

2．操作步骤

（1）将无菌敷料填入伤口内（每块填入敷料必须有一部分留在伤口外）。

（2）外加大块敷料后，再以绷带、三角巾等加压包扎。

3. 操作注意事项　清创后填塞的敷料大多需在术后 4～6 天开始慢慢取出。

【操作流程图】

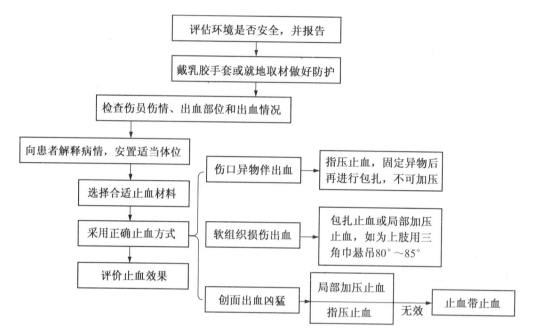

（缪群芳）

二、现场包扎

【实训目的】

固定敷料，防止伤口进一步损伤和污染，压迫止血，减轻疼痛。

【实训内容】

现场评估、选择包扎方法、伤口包扎、观察效果。

【实训方式】

1. 将每班分为两组，每组约 25 人，一位教师指导。

2. 教师示教，学生回示。

3. 教师对每一位学生逐一纠正，督促学生自主练习。

【实训时间】

0.5 学时

【操作程序】

根据伤员伤口所在部位及大小选用合适的绷带、三角巾、多头绷带或丁字带等。

（一）绷带包扎

1. 操作前准备　需准备卷轴绷带、无菌纱布等物品，同时向患者做好解释工作，并合理安置患者的体位。

2. 操作步骤

(1) 环形包扎法：是最基本、最常用的绷带包扎方法。将绷带作环形的重叠缠绕，下一圈完全遮盖前一圈绷带(图1-3-13A)，为使固定牢固，在放置绷带的始端时略斜，将斜角翻折并压在第二、三圈之间，绷带尾端用胶布固定或将绷带尾中间剪开，打结固定。

(2) 蛇形包扎法：先将绷带以环形法缠绕伤肢数圈，然后斜行上缠，各圈绷带间互不遮盖或以绷带宽度为间隔(图1-3-13B)。

(3) 螺旋包扎法：先以环形包扎法缠绕伤肢数圈，然后稍微倾斜螺旋向上缠绕，每圈绷带遮盖上一圈的1/3～1/2(图1-3-13C)。

(4) 螺旋反折包扎法：基本方法同螺旋包扎法，但每绕一周均把绷带以一定角度向下反折，为确保美观和可靠固定，反折部位宜在相同方向，使之成一直线(图1-3-13D)。

(5) "8"字形包扎法：先以环形包扎法缠绕伤肢数圈，然后将绷带由下而上，再由上而下，以伤处或关节为中心，重复作"8"字形来回旋转缠绕，每圈绷带遮盖上一圈的1/3～1/2(图1-3-13E)。

(6) 回返包扎法：多用于包扎没有顶端的部位如头部、指端或截肢残端。如头部外伤时用绷带进行的帽式包扎就是此法(图1-3-13F)。

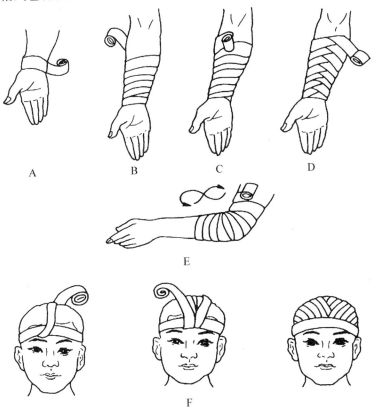

图1-3-13　卷轴绷带基本包扎法

A. 环形包扎法　B. 蛇形包扎法　C.螺旋包扎法　D.螺旋反折包扎法
E. "8"字形包扎法　F. 回返包扎法

3. 操作注意事项

（1）包扎伤口时，一般须先简单清创并盖上消毒纱布。操作时应避免加重疼痛或导致伤口出血及污染。

（2）包扎松紧要适宜，在皮肤皱褶处如腋下、肘窝、腹股沟等，需用棉垫、纱布等作为衬垫，骨隆突处也应使用棉垫加以保护。

（3）包扎时必须保持肢体功能位，对于受伤的肢体应予适当的扶托物加以抬高。

（4）结应打在肢体的外侧面，注意不要打在伤口上、骨隆突处或易于受压的部位。

（5）包扎时注意绷带缠绕的方向为自下而上、由左向右，自远心端向近心端包扎，有助于静脉血液回流。

（二）三角巾包扎

可将三角巾折叠成条状、燕尾状，应用时可根据受伤部位的情况对三角巾形状做出多种调整。

1. 操作前准备 需准备卷轴绷带、无菌纱布等物品，同时向患者做好解释工作，并合理安置患者的体位。

2. 操作步骤

（1）头面部包扎

头部帽式包扎：将三角巾的底边向上翻折约 3cm，其正中部置于伤员的前额，使翻折朝内与眉平齐，顶角经头顶拉向枕部，两底角经两耳上方，拉向枕后紧压顶角并交叉，然后两个底角由枕后绕回前额，在前额中央或侧边打结固定（图 1-3-14）。顶角拉紧后塞入两底角所形成的折边中。

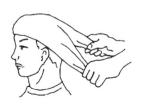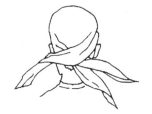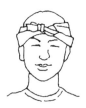

图 1-3-14 头部三角巾帽式包扎法

（2）肩、胸背部包扎

1）燕尾巾单肩包扎法：将三角巾折成燕尾状，把燕尾中夹角朝上，放置于伤肩，注意向后的一角压住并稍大于向前的角，燕尾的底边包绕上臂上部并打结，两燕尾角则分别经胸、背拉紧到对侧，在腋前线或腋后线打结（图 1-3-15）。

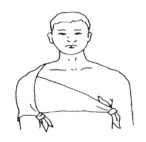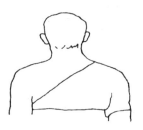

图 1-3-15 燕尾巾单肩包扎法

2)燕尾巾双肩包扎法:折三角巾时注意使两燕尾角等大,中夹角朝上对准颈部,两燕尾披在双肩上,分别经左、右肩拉到对侧腋下与燕尾底角打结。

3)三角巾胸部包扎法:将三角巾底边横放在伤员胸部,约在肘弯上3cm,三角巾的中部盖在胸部的伤处,顶角越过伤侧肩部垂向背部,两端拉向背部,与顶角一起打结(图1-3-16)。

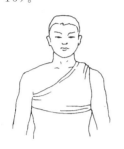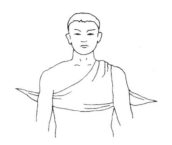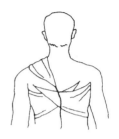

图1-3-16 三角巾胸部包扎法

(3)腹、臀部包扎

1)燕尾巾腹(臀)部包扎法:将折成燕尾的三角巾底边系带围腰打结,燕尾中夹角对准大腿外侧中线,前角略大于后角并压住后角,前角经会阴向后拉紧与后角打结。臀部包扎方法和腹部相同,只是位置相反,后角大于前角。

2)三角巾腹(臀)部包扎法:将三角巾顶角朝下,底边横放置于脐部,拉紧两侧底角在腰部打结,顶角则经过会阴拉到臀部上方,与两底角余头打结。

(4)四肢包扎

1)三角巾上肢包扎法:三角巾一侧底角打结后套在伤侧手上,注意打结时留较长的余头备用,另一侧底角沿手臂后侧拉紧到对侧肩上,用三角巾顶角包裹伤肢,将前臂屈曲至胸前,拉紧两底角打结(图1-3-17)。

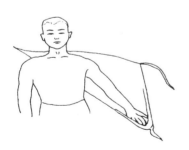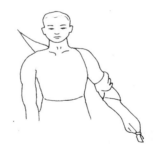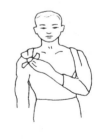

图1-3-17 三角巾上肢包扎法

2)三角巾手、足包扎法:将手平放于三角巾中央,手指对着三角巾的顶角,底边位于腕部,提起顶角将其放置于手背上,拉紧两底角在手背部交叉后再绕回腕部,在掌侧或背侧打结固定(图1-3-18)。足部包扎法与手的相同。

3. 操作注意事项 同绷带包扎。

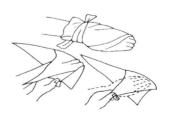

图1-3-18 三角巾手及足部包扎法

【操作流程图】

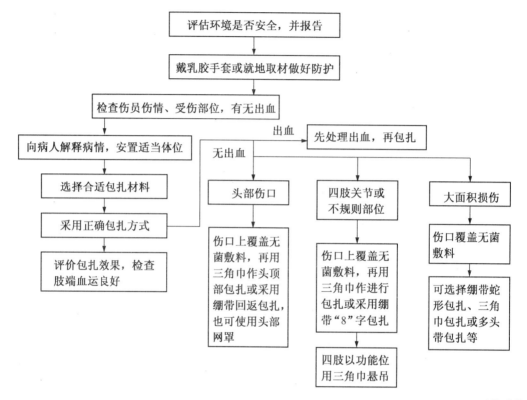

评估环境是否安全，并报告

↓

戴乳胶手套或就地取材做好防护

↓

检查伤员伤情、受伤部位，有无出血

→ 出血 → 先处理出血，再包扎

无出血

向病人解释病情，安置适当体位

↓

选择合适包扎材料

↓

采用正确包扎方式

↓

评价包扎效果，检查肢端血运良好

头部伤口 → 伤口上覆盖无菌敷料，再用三角巾作头顶部包扎或采用绷带回返包扎，也可使用头部网罩

四肢关节或不规则部位 → 伤口上覆盖无菌敷料，再用三角巾作进行包扎或采用绷带"8"字包扎 → 四肢以功能位用三角巾悬吊

大面积损伤 → 伤口覆盖无菌敷料 → 可选择绷带蛇形包扎、三角巾包扎或多头带包扎等

（缪群芳）

三、现场骨折固定

【实训目的】

限制伤肢受伤处活动,减轻疼痛,防止由于骨折断端移位,而导致血管、神经以及重要脏器的进一步损伤;固定也有利于防治休克,便于伤员的搬运。

【实训内容】

伤情评估、救治方案拟订、固定用品准备、患者体位安置、伤肢固定、操作后评价、理论提问。

【实训方式】

1. 将每班分为两组,每组约25人,一位教师指导。

2. 教师示教,学生回示。

3. 教师对每一位学生逐一纠正,督促学生自主练习。

【实训时间】

0.5学时

【操作程序】

（一）操作前准备

1. 用物　各种材质各种规格的夹板（木质、金属夹板，可塑性、冲气性塑料夹板等）、绷带（纱质、棉质卷轴带）、三角巾、敷料（纱布、棉垫）、毛巾等。

2. 患者准备　固定前向患者做好解释，包括固定的目的、操作要点和注意事项。

（二）操作步骤

1. 锁骨骨折固定法

（1）无夹板固定：安置伤者于端坐位或站立位；在伤者两腋前上方加垫毛巾或敷料；将折叠成带状的三角巾，斜放于后背，三角巾两端分别从肩上及腋下绕双肩呈"8"字形，然后拉紧三角巾的两头在背后打结，使双肩尽量后张（图1-3-19）。

（2）"T"形夹板固定：将预先做好的"T"形夹板（直板长50cm，横板长55cm）贴于伤者背后，在两腋下与肩胛部位垫上棉垫，用绷带先将腰部扎牢，然后，固定两肩部（图1-3-20）。

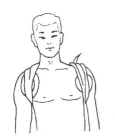 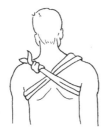 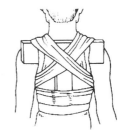

图1-3-19　锁骨骨折无夹板固定法　　　　图1-3-20　锁骨骨折"T"形夹板固定法

亦可选择用锁骨八字固定带固定（图1-3-21），对于一侧锁骨骨折者应限制伤侧肢体的活动，可用三角巾将伤侧前臂悬兜于胸前。

2. 肱骨骨折固定法

（1）夹板固定法：安置伤者于端坐位，嘱伤者或旁人托住伤肢，伤肢位置为肘关节屈曲45°～90°，前臂呈中立位（掌心朝向胸前）。取长、短夹板两块，长夹板放于上臂的后外侧，短夹板置于前内侧（如只有一块夹板时则放在上臂后外侧），用绷带或三角巾在骨折部位上、下两端扎牢固定，用小悬臂带将前臂固定于功能位，在躯干与伤肢之间加软垫，再用三角巾将伤肢与躯干固定（图1-3-22）。

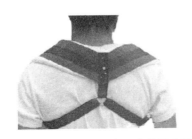 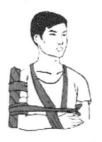

图1-3-21　锁骨八字固定带固定法　　　　图1-3-22　肱骨骨折夹板固定法

（2）躯干固定法：无夹板时，可将三角巾折成约10～15cm宽的带子，将三角巾中央正对骨折处,将上臂固定在躯干上,屈肘 45°～90°,再用小悬臂带将前臂悬吊胸前。

固定时,要达到肘关节屈曲成角,肩关节不能移动的效果。

3. 前臂骨折固定法

(1)夹板固定法:安置伤者于端坐位,协助屈肘 45°～90°,拇指向上。取两块长短适当的木板(由肘至手心),垫以柔软衬物,将两块夹板分别放在前臂掌侧与背侧(只有一块夹板时放在前臂下方),并在手心放棉花等柔软物,让伤员握住,使腕关节稍向背屈,然后用三角巾或绷带,在骨折的上下两端扎牢固定,以屈肘 45°～90°,再用大悬臂带吊起。

(2)衣襟、躯干固定法:利用伤员身穿的上衣固定。将伤臂屈曲贴于胸前,把手放在第三、四纽扣间的前衣襟内,再将伤侧衣襟向外翻,反折上提,托起前臂衣襟角系带,拉到健肢肩上,绕到伤肢肩前与上衣的衣襟打结。无带时可在衣襟角剪一小孔,挂在第一、二纽扣上,再用腰带或三角巾经肘关节上方绕胸部一周打结固定。

4. 大腿骨折固定法

(1)夹板固定法:将伤员安置于仰卧位,伤腿伸直,脱去伤肢的鞋袜。用两块夹板分别放于大腿内、外侧。外侧夹板长度为腋窝到足跟,内侧夹板长度为腹股沟到足跟(只有一块夹板则放到外侧),将健肢靠向伤肢,使两下肢并列,两脚对齐。在关节及空隙部位加垫,用三角巾或布带将骨折上、下两端先固定,然后分别在腋下,腰部及膝、踝关节等处扎牢固定,最后使脚掌与小腿呈垂直,用"8"字形包扎固定(图1-3-23)。

(2)健肢固定法:无夹板时,可用三角巾、腰带、布带等把两下肢固定在一起,两膝和两踝之间要垫上软性物品(图1-3-24)。

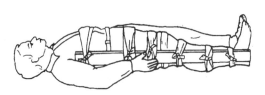 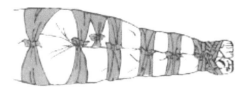

图 1-3-23　大腿骨折夹板固定法　　　　图 1-3-24　大腿骨折健肢固定法

5. 小腿骨折固定法

(1)夹板固定法:用两块由大腿中段到脚跟长的木板加垫后,分别放在小腿的内侧和外侧(只有一块木板时,则放在外侧),于关节处垫置软物,用五条三角巾或布带分段扎牢固定。首先固定小腿骨折的上下两端,然后,依次固定大腿中部、膝关节、踝关节并使小腿与脚掌呈垂直,用"8"字形固定(图1-3-25)。

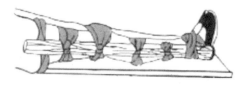

图 1-3-25　小腿骨折夹板固定法

(2)健肢固定法:同大腿骨折固定法。

6. 脊柱骨折固定法　脊柱骨折后,不能轻易移动伤员,应依照伤者伤后的姿势作固定。

俯卧时,以"工"形方式将竖板紧贴脊柱,将两横板压住竖板分别横放于两肩上和腰骶部,在脊柱的凹凸部加上软物品,先固定两肩并将三角巾的末端打结在胸前。然后,再固定腰骶部。

伤员仰卧时,如不需搬动,可在腰下、膝下、足踝下及身旁放置软垫固定身体位置。如有硬质担架或硬板,应立即将伤员俯卧或平卧于担架上,不使移位(图1-3-26),用沙袋或毛巾卷置于伤者头部两侧,并用绷带、衣物等将伤员固定于木板上。

7. 骨盆骨折固定法 将伤员安置于平卧位,用三角巾或大块布类织物将骨盆作环形包扎,并将伤员仰卧于硬质担架上,膝关节微屈,下部加垫(图1-3-27)。

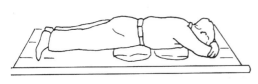
图1-3-26 脊柱骨折卧位示意图

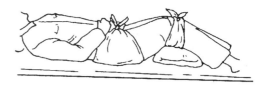
图1-3-27 骨盆骨折伤员的固定

8. 肋骨骨折固定法 采用宽胶带固定法或多头带固定法进行固定。先在胸部骨折处垫些棉花,在受伤者呼气状态下用宽绷带或宽胶带围绕胸部紧紧地包扎起来,固定胸壁。用大悬臂带扶托伤侧上肢(图1-3-28)。

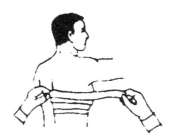
图1-3-28 肋骨骨折宽胶带固定

(三)操作注意事项

1. 处理原则 本着先救命后治伤的原则,呼吸、心跳停止者立即进行心肺复苏。有大出血时,应先止血,再包扎,最后再固定骨折部位。有休克,应先行抗休克处理。

2. 选用合适的夹板 根据骨折的肢体选择适当的夹板,长度必须超过骨折的上、下两个关节。

3. 恰当的固定 骨折部位的上、下两端及上、下两关节均需固定;夹板与皮肤不可直接接触,在夹板与皮肤之间,以及伤肢与健肢之间应垫棉花或其他布类物品,特别注意骨突部位、悬空部位和夹板两端应加厚衬垫,防止受压或固定不妥。绷带和三角巾不要直接绑在骨折处。

4. 固定松紧要适度 固定过紧会影响血液循环。在进行肢体骨折固定时,必须露出指(趾)端,以便随时观察末梢血液循环,固定后若发现指(趾)端苍白、发冷、麻木、疼痛、肿胀等,提示血液循环不良,需松开重新固定。

5. 其他 有严重骨折成角畸形或骨折端移位于皮下可能穿破皮肤时,可顺肢体长轴手法牵引,以减少畸形压迫,改善局部血运。开放性骨折禁用水冲,不涂药物,保持伤口清洁。外露的断骨严禁送回伤口内,避免增加污染和刺伤血管、神经。骨折固定过程应避免不必要的搬动。疼痛严重者,可服用止痛剂和镇静剂。固定后迅速送往医院。

【操作流程图】

```
┌─────────────────────────────────────────────────┐
│ 评估伤员伤情,明确是否有危及生命的损伤存在        │
└─────────────────────────────────────────────────┘
        │  (1) 心跳呼吸停止者立即实施心肺复苏术;
        │  (2) 大出血患者立即采取有效的止血及抗休克措施。
        ▼
┌─────────────────────────────────────────────────┐
│ 损伤部位疼痛、肿胀、局部畸形、骨磨擦音、功能障碍等│
└─────────────────────────────────────────────────┘
        ▼
┌──────────────────────────┐
│ 确定或怀疑骨折存在         │
└──────────────────────────┘
        ▼
┌──────────────────────────┐
│ 根据伤情拟定固定方案       │
└──────────────────────────┘
        ▼
┌──────────────────────────────────────┐
│ 根据受伤部位以及救治条件准备固定用物   │
└──────────────────────────────────────┘
        │  (1) 夹板长度必须超过骨折部位的上下两个关节,亦可用树枝、木板、
        │      杂志等作为替代物;
        │  (2) 准备足够的绷带、三角巾、敷料或衣物,不可采用电线、钢丝等物;
        │  (3) 脊柱、骨盆损伤者准备硬质担架或硬板。
        ▼
┌──────────────────────────────────────────────────┐
│ 向伤者解释即将采取的固定方法的目的、操作要领及注意事项│
└──────────────────────────────────────────────────┘
        ▼
┌──────────────────────────┐
│ 安置伤者于适当体位         │
└──────────────────────────┘
        │  (1) 上肢骨折者如没有其他损伤可取端坐位,下肢骨折者取仰卧位
        │  (2) 脊柱、骨盆骨折者视受伤情况取仰卧位或俯卧位,尽可能不移动患者
        ▼
┌──────────────────────────┐
│ 按操作要领固定伤肢         │
└──────────────────────────┘
        │  (1) 用绷带或三角巾先固定骨折的上端,然后是下端,以避免骨折移位;
        │  (2) 在夹板与皮肤之间要垫好衬垫;
        │  (3) 伤指末端必须外露;
        │  (4) 绷带和三角巾不要直接绑在骨折处;
        │  (5) 上肢骨折固定后适当采取悬吊,以限制伤肢活动;
        │  (6) 严重骨折成角畸形或骨折端移位于皮下可能穿破皮肤时,顺肢体长轴手
        │      法牵引;
        │  (7) 上肢固定后肘关节呈45°～90°;下肢固定后脚掌与小腿垂直。
        ▼
┌──────────────────────────────────────────────────┐
│ 评价固定效果,观察伤肢末端血液供应情况,如有指(趾)端苍白、发冷、│
│ 麻木、疼痛、肿胀等,提示血液循环不良,需松开重新固定            │
└──────────────────────────────────────────────────┘
```

(黄金银)

四、创伤患者的搬运

【实训目的】

使伤员脱离危险区,实施现场救护,并尽快获得专业治疗;防止再次受伤,最大限度挽救生命,减轻伤残。

【实训内容】

伤情评估、搬运工具选择和准备、正确搬运。

【实训方式】

1. 将每班分为两组,每组约 25 人,一位教师指导。
2. 教师示教,学生回示。
3. 学生 2~3 人一组练习,教师逐一纠正,督促学生自主练习。

【实训时间】

0.5 学时

【操作程序】

(一)操作前用物准备

帆布或硬质担架、颈托、头部固定器等,毛毯、衣物、毛巾及木棍等用品。

(二)操作步骤

1. 徒手搬运

(1)拖行法:在现场环境危险,需尽快将患者转移至安全区域时使用。救护员位于伤员的背后或头侧,将伤员的双手横放于胸前,救护员的双臂置于伤员腋下,双手紧抓伤员手臂,缓慢先后拖行;也可在伤员的身下铺上毛毯、外套等物或将伤员外套反折进行伤员转运(图1 - 3 - 29)。

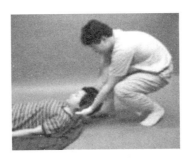

图 1 - 3 - 29　毛毯拖行法

(2)扶行法:适用于能够站立行走,病情较轻的伤员。救护员站在患者健侧,伤员手臂揽住救护员头颈,救护员用一手牵住伤员的手腕,另一手扶持其腰部,使身体略紧挨救护员,扶持行走(图 1 - 3 - 30)。

(3)抱持法:适用于身轻个子小的伤员。救护员站于病员一侧,双手分别托其背部、大腿,将其抱起,患者若神志清楚,可用双手抱住救护员的颈部(图 1 - 3 - 31)。

(4)背负法或肩负法:救护员站在病员前面,微弯背部,将病员背起(图 1 - 3 - 32)。救护员亦可将伤员拉起后将其背负在肩上,并以双手拉住伤员的同侧手臂、下肢防止伤员滑落(图1-3-33)。胸、腹部创伤病员不宜采用此法。

(5)爬行法:适用于狭小空间及火灾、烟雾现场的伤员搬运。将伤员的双手用布带捆绑于胸前,救护员骑跨于伤员身体两侧,将伤员的双手套于救护员颈部,使伤员的头、颈、肩部离开地面,救护员双手着地或一手臂保护伤员头颈部,一手着地拖带爬行前进(图1-3-34)。

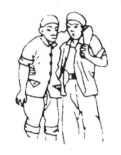
图1-3-30 扶行法

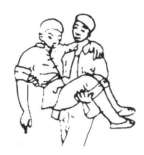
图1-3-31 抱持法

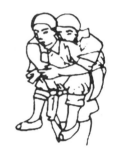
图1-3-32 背负法

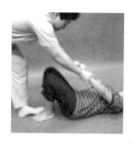

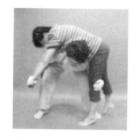

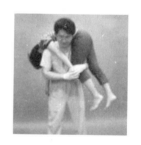

图1-3-33 肩负法

(6)杠轿式:两名救护员面对面站于伤员的身后,呈半蹲位,各自用右手紧握左手腕关节处,左手在紧握对方右手腕关节处,组成杠桥(图1-3-35),伤员将双臂分别置于救护员颈后,坐在杠桥上,救护员慢慢站起,将伤员抬走。

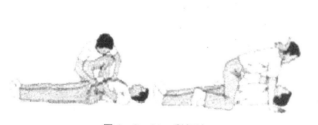
图1-3-34 爬行法

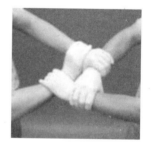
图1-3-35 杠轿式(二人四手坐椅搬运法)

(7)椅托式:救护员甲以右膝、乙以左膝跪地,各以一手伸入患者大腿之下并互相紧握,另一手交替支持患者背部(图1-3-36)。

(8)肢端搬运法(拉车式):两位救护员分别站在伤员的头部和足部,站在伤员头部的救护员将双手插至伤员腋前,将伤员环抱在怀内,站在伤员足部的另一位跨在病员两腿中间,

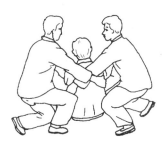

图 1 - 3 - 36　椅托式搬运法

两人步调一致慢慢抬起,伤员卧式前行(图 1 - 3 - 37)。

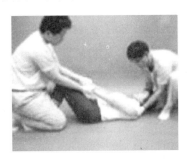
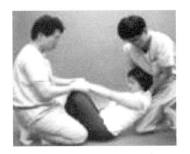
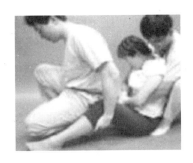
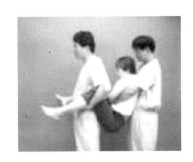

图 1 - 3 - 37　肢端搬运法(拉车式)

　　2. 担架搬运　担架是现场救护最常用的搬运方法,对于路途较长、病情较重的病员应选用此法进行搬运与转送。2～4 名救护员按救护搬运的正确方法将伤员轻轻移上担架,并做好固定。

　　(1)普通担架搬运要点:① 将伤员移上及移下担架时,应避免造成进一步损伤,尤其是脊柱损伤者;② 行进途中,伤员头部向后,足部向前,便于观察病情;③ 担架小组成员应步调一致,平稳前进;④ 经过高低不等的地形,如台阶、上下桥等,应尽量保持伤员水平状态;⑤ 伤员一般采取平卧位,昏迷时应使伤员头部偏向一侧,有脑脊液漏时,应使伤员头部抬高20°～30°,防止脑脊液逆流和窒息。

　　(2)铲式担架及脊柱板的搬运:铲式担架(图 1 - 3 - 38)及脊柱板(图 1 - 3 - 39)均有固定带,可将伤员固定。前后各 1～2 人进行搬运。

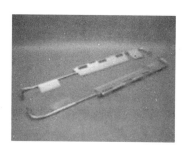

图 1-3-38a 铲式担架

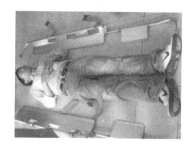

图 1-3-38b 铲式担架的使用

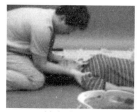

a 轴向牵引颈部

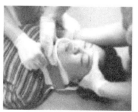

b 上颈托

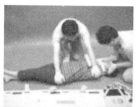

c 轴向翻身

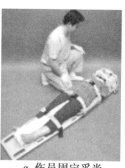

g 伤员固定妥当

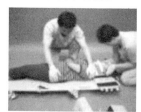

d 将担架插入伤员身下

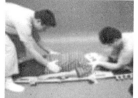

e 伤员移至担架正中

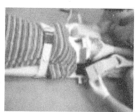

f 固定伤员

图 1-3-39 脊柱板搬运法

（3）帆布担架及简易担架的搬运：骨折伤员不可使用该法。使用前应先在担架上垫被褥、毛毯或其他织物，防止皮肤受伤。患者移上担架后，在颈、腰、膝、踝等空虚处需用衣物、衬垫等垫起。

（4）毛毯担抬法：在伤员无骨折但伤势严重、通道狭窄的情况下使用。将毛毯卷至半幅平放于地上，卷边靠近伤员，4 位救护员跪在伤员的另一侧，合力将伤员身体向救护员侧侧翻，并将毛毯卷起部分紧贴伤员背部，然后让伤员向后翻过毛毯卷起部分并处于仰卧位，4位救护员分别站在伤员的两侧，将两边的毛毯紧紧卷向伤员，紧贴其身体两侧，分别抓住卷毯平头、腰、髋、膝处，同时用力抬起伤员。必要时亦可使用床单。

3. 伤病员的紧急移动

（1）从驾驶室搬出：一位救护员双手掌置于伤员头部两侧，轴向牵引颈部。如有颈托戴上为宜。第二位救护员双手轴向牵引伤员双踝使双下肢处于伸直状态，第三、四位则双手托住伤员的肩背部、腰臀部，保持脊柱中立位，平稳地将伤员搬出。

（2）从倒塌物下搬出：首先迅速地清除伤员身上的沙土、砖块等倒塌物，检查伤员口鼻腔中有无异物，如有立即予以清除以保持呼吸道通畅；一位救护员双手紧抱伤员头部两侧并沿身体纵轴方向牵引颈部，有条件戴上颈托，第二位救护员牵引伤员双踝使双下肢呈伸直状态，第三、四位则双手托住伤员的肩背部、腰臀部，保持脊柱中立位，平稳地将伤员移出。

（3）从狭窄坑道将伤病员搬出：一位救护员双手掌置于伤员头部两侧,轴向牵引颈部。如有颈托戴上为宜。第二位救护员双手轴向牵引伤员双踝使双下肢处于伸直状态,第三、四位则双手托住伤员的肩背部、腰臀部,将伤员托出坑道,交给坑道外的救护人员。

（4）脊柱骨折搬运：有脊柱骨折或疑似骨折者在搬运时采用四人搬运法(图1-3-40)。一位救护员跪于伤员的头部,双手掌抱于头部两侧轴向牵引颈部(头锁法),另外三人跪在伤员的同一侧,位置分别在伤员的肩背部、腰臀部、膝踝部,为伤员戴上颈托并用三角巾固定双手。位于头部的救护者一手伸至伤员肩膀下,另一手依旧置于伤员头部一侧,紧紧固定头部(肩锁法),另三人将双手掌平伸到伤员的对侧,四人同时用力,平稳地将伤员抬起,保持脊柱呈中立位,放于脊柱板上,然后用头部固定器(图1-3-41)或布带固定头部,6~8条固定带依次将伤员固定在脊柱板上,2~4人抬起脊柱板进行搬运。

（5）骨盆骨折搬运：骨盆骨折或疑似骨折者搬运时一般采用三人搬运法。三位救护员在伤员的同一侧。一人位于伤员的胸部,伤员的手臂可抬起置于救护员的肩上,一人位于腿部,另一人专门保护骨盆,三人均单膝跪地,双手掌平伸到伤员的对侧,同时用力抬起伤员,放于硬质担架上,然后在骨盆两侧用沙袋或衣物等固定,膝下垫高,头部、双肩、骨盆、膝部用宽布带固定于担架上,防止途中颠簸。如合并上肢骨折,固定上臂后用衣物垫起,与胸部相平行,肘部弯曲90°置于胸腹部。

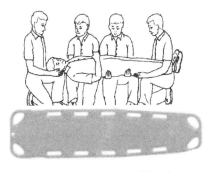　　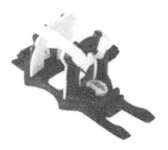

图1-3-40　四人搬运法　　　　　　图1-3-41　头部固定器

（三）现场搬运的注意事项

（1）搬运一定要平稳,切忌生拉硬拽,以免损伤加重。

（2）特别要保持脊柱中立位,防止脊髓损伤。

（3）疑似脊柱骨折时禁忌一人抬肩、一人抱腿的错误搬运方法。

（4）转运途中要密切观察伤员的呼吸、脉搏、意识、面色等变化,适时调整固定物或止血带的松紧度,防止受压皮肤缺血坏死。

（5）应将伤员妥善固定在担架上,防止头颈部扭动、过度颠簸或其他意外的发生。如有颈托戴上为宜。

【操作流程图】

评估伤员伤情，按损伤情况做好相应的处理

伤员在搬运前应获得简单有效的处理如止血、包扎、固定

根据伤员伤情、现场环境，拟定搬运方案

根据搬运方案，进行人员、物品等准备

（1）搬运前一定要做好充分的人员准备，如脊柱骨折伤员搬运时必须四人
（2）搬运使用的工具应对伤员不会产生继发损害，如骨盆骨折、脊柱骨折
　　　必须使用硬质担架
（3）搬运人员在搬运前应确定指挥者，其他救护员应服从指挥，做到团结协作

向伤者解释即将采取的搬运方法操作要领及注意事项，取得伤员的配合

安置伤员于搬运工具上

（1）搬运时应平稳，切忌生拉硬拽
（2）要保持脊柱中立位，防止脊髓损伤
（3）密切观察伤员的呼吸、脉搏、意识、面色等变化，及时发现病情变化

将伤员妥善固定在搬运工具上

2～4人同时搬运

（黄金银）

项目二　院内患者救护

任务一　简易呼吸球囊的使用

【实训目的】

为各种原因导致的呼吸停止或呼吸微弱的患者实施紧急手控通气,辅助患者呼吸,改善缺氧状态。

【实训内容】

安全性能检查、评估患者需要、面罩罩住患者口鼻或连接人工气道、挤压皮囊。

【实训方式】

1. 将每班分为两组,每组约 25 人,一位教师指导。

2. 教师示教,学生回示。

3. 教师对每一位学生逐一纠正,督促学生自主练习。

【实训时间】

2 学时

【操作程序】

（一）操作前准备

1. 用物准备　氧气、流量表、呼吸球囊、氧气连接管、面罩。

2. 安全性能检查

(1) 呼出活瓣功能:瓣膜完整性、弹性、密合性好,以保证气体无重复吸入和瓣膜无闭塞。

(2) 球囊功能:弹性好,进气阀完好,无漏气。

(3) 面罩:充盈度适当(约 2/3)。

(4) 压力限制阀功能:打开压力限制阀的盖子,闭塞患者接口端和压力监测端,当压力接近 $45cmH_2O$ 时,气体从压力限制阀泄漏。

（二）操作步骤

1. 无气管插管的患者操作

(1) 评估患者需要:无效或低效呼吸、呼吸停止、心跳停止、口唇面色发绀、氧饱和度下降。

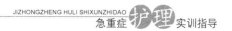

（2）按急救铃,通知医生及其他医护人员。

（3）清理呼吸道异物、活动假牙及分泌物,开放气道。可把枕头垫在患者的肩颈部,有利于气道的开放。

（4）连接面罩、球囊及氧气,调节流量至 10L/min,挤压球囊使储气袋充盈。

（5）将面罩罩住患者口鼻。单人操作时,抢救者用左手的中指、无名指、小指置于患者的下颌部保持患者张口,食指、拇指置于面罩上(呈 CE 手法),按紧不漏气,见图 2-1-1。

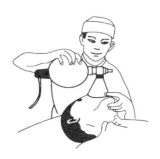

图 2-1-1　简易呼吸气囊的操作手法

（6）右手用匀等的压力挤压球囊,待球囊重新膨起后开始下一次挤压,使患者胸廓隆起并维持超过 1s(吸气相用时超过 1s)。

（7）无自主呼吸的患者,挤压频率 10～12 次/min。如有自主呼吸,应尽量在患者吸气时挤压球囊。

（8）每次挤压的量大约 500～600ml,如 1L 球囊则挤压 1/2～2/3,2L 球囊挤压 1/3。

（9）边挤压球囊边观察及评估患者的胸廓运动、皮肤颜色、生命体征、SpO_2 读数,叫别人听诊呼吸音,观察腹部有无膨隆。

（10）若有两人操作,一人持面罩并同时保持气道开放,一人用双手挤压球囊。

（11）心肺复苏 5 个循环或 2 分钟后评估患者自主呼吸是否恢复,如恢复改成其他给氧方式,未恢复则配合医生进行气管插管,行呼吸机支持通气。

（12）心跳停止的患者需行胸外心脏按压,按压与球囊挤压比例为 30：2。

2. 有人工气道(气管插管、气管切开)患者操作

（1）评定患者的需要。

1）吸痰,呼吸音粗糙,咳嗽,气道压力增高。

2）机械故障。

3）患者转运途中。

4）呼吸机与患者出现人机对抗,需简易呼吸囊过渡人工呼吸。

（2）连接球囊及氧气,调节流量使储气袋充气。

（3）脱开呼吸机管道,连接球囊与人工气道。

（4）用匀等的压力挤压球囊,待球囊重新膨起后开始下一次挤压,吸气相用时超过 1s。

（5）观察患者胸廓运动、皮肤颜色、生命体征,听诊两肺呼吸音是否对称,腹部有无膨隆。

（三）操作注意事项

1. 心肺复苏时必须用 100% 浓度的氧。

2. 尽量与患者的呼吸协调,减少气压伤的发生。

3. 每次挤压球囊时都要观察患者胸廓运动,检查面罩内是否有呕吐物。

4. 每个 ICU 患者都应有固定的专用球囊以减少交叉感染,并使球囊处于功能状态。

【操作流程图】

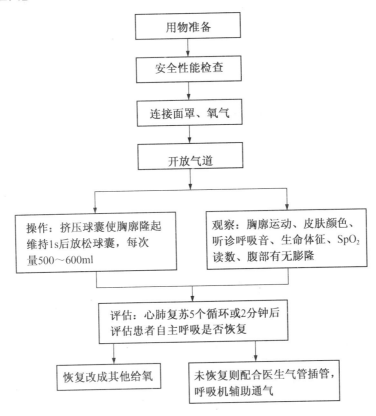

（费素定）

任务二　气管插管的配合和护理

【实训目的】

有利于清除呼吸道分泌物,维持气道通畅,减少气道阻力和死腔,保证有效通气量,为加压给氧、机械通气、气道雾化、湿化及气管内给药等提供条件。

【实训内容】

用物准备、操作过程演示、插管后护理讨论。

【实训方式】

1. 将每班分为两组,每组约 25 人,一位教师指导。

2. 教师在模拟患者上进行气管插管整个过程的示教。

3. 教师在插管的模拟患者旁与学生共同讨论气管插管后患者的护理。

【实训时间】

1 学时

【操作程序】

(一) 操作前准备

1. 用物准备　准备气管插管盘,含以下物品。

(1) 喉镜:有成人、儿童、幼儿 3 种规格。镜片有直、弯两种类型,一般多用弯型镜片,其在暴露声门时不必挑起会厌,可减少迷走神经的刺激。

(2) 气管导管:多采用带气囊的硅胶管,其长度、内径大小需根据患者情况选择(见图 2 - 2 - 1)。

(3) 导管管芯:长度适当,以插入导管后其远端距离导管开口 0.5～1.0cm 为宜。

(4) 其他:牙垫、10ml 注射器、胶布、液体石蜡、油棉球、舌钳、开口器,还需备喷雾器(内装 1% 丁卡因或其他局麻药)、听诊器、吸痰管和无菌吸痰盒等。

除气管插管盘外,还需准备好吸引器、简易呼吸器或呼吸机。

2. 患者及家属准备　神志清醒者应给予必要的解释,以取得患者的合作。向家属说明插管的重要性并让其履行签字手续。清除口咽分泌物,除去假牙。用简易呼吸器辅助高浓度吸氧 2～3min。

(二) 操作步骤(以经口腔明视插管术为例)

1. 首先检查所需物品是否齐全及其性能状况。然后将备好的导丝插入导管内调整导管角度,表面涂抹液状石蜡,以方便导管插入。随后携带至患者床旁。

2. 患者采用仰卧位,头向后仰显露喉部,使口、咽、气管基本上位于一条轴线。若喉部暴露不理想,可在患者肩部或颈部垫一小枕,使头尽量后仰。

3. 操作者站于患者头侧,左手持喉镜,右手将患者上下牙齿分开。使用弯喉镜时需将喉镜送至舌根与会厌之间,即可暴露声门。

4. 右手持导管放入口腔,对准声门在患者吸气末(声门开大时)顺势轻柔地将导管插入气管内,导管插过声门 1cm 左右迅速拔出导丝,将导管微旋继续插入气管,成人 4cm,小儿 2cm 左右(图 2 - 2 - 2)。一般成人导管插入的深度距门齿 22～24cm 左右,儿童 (年龄÷2＋12)cm。

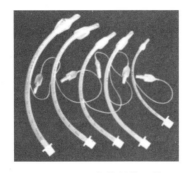

图 2 - 2 - 1　气管插管导管

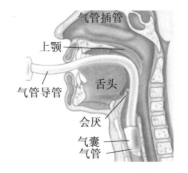

图 2 - 2 - 2　经口腔明视插管示意图

上颚

气管插管

气管导管

舌头

会厌

气囊

气管

5. 于气管导管旁放置牙垫,退出喉镜,用注射器向气囊适量充气,以气囊恰好封闭气道而不漏气为准。进行通气试验,判断导管是否插入气管中:可用简易呼吸囊连接气管导管后进行挤压,观察胸部有无起伏运动,并用听诊器听两肺呼吸音,注意是否对称。如呼吸音两侧不对称,可能为导管插入过深,进入一侧支气管所致(常插入右侧支气管)。此时,可将导管稍稍后退,直至两侧呼吸音对称。如胃区膨隆则示插入食管,应拔管重插。

6. 证实导管已准确插入气管后,用长胶布妥善固定导管和牙垫,再用缚带予颈部固定,打死结,松紧度以一指尖为宜。

7. 连接呼吸机进行呼吸支持。

8. 讨论讲解气管插管后患者的护理。

(三)监护要点

1. 观察病情 严密监测患者的生命体征、神志、脉搏、血氧饱和度(SpO_2)。重点了解两侧胸廓起伏是否一致,呼吸音是否均匀,以判断导管有无移位。

2. 固定导管气管 导管固定不当,易发生导管滑脱、扭曲,甚至滑入一侧支气管。固定带的松紧度以一指尖为宜。随时更换失效的胶布。神志不清者要约束肢体,防止导管在患者躁动、翻身时被牵拉脱出。经常检查导管在门齿的刻度,并做好记录。

3. 加强气囊管理 要求气囊压力介于 $20\sim35cmH_2O$ 为宜。目前普遍使用的是高容积低压力气囊,只要将压力控制在合适的范围内,一般不需要定时进行气囊放气减压。但在拔管或更换气管插管时需进行气囊放气,这时应同时给予复苏皮囊鼓肺辅助通气,目的是避免气囊上方的分泌物进入气道。

4. 加强气道湿化 气管插管呼吸机支持通气患者常用的气道湿化器是电热恒温蒸汽发生器,吸入气体的温度达到37℃,另外可采用气道内直接滴注(常用生理盐水)湿化。滴入量根据患者情况确定,一般每日不少于 $200\sim250ml$。

5. 机械吸引选择合适的吸痰管 注意无菌操作,进行左右旋转吸引,每次吸引时间不超过 15s,两次抽吸间隔时间一般在 3min 以上。重症患者应在吸痰前后适当提高吸入氧的浓度。

6. 清洁口腔和鼻腔 由于插管患者不能经口进食,有利于口腔内细菌大量繁殖;经口插管要用牙垫填塞固定,不利于口腔清洁。应注意口腔护理,以去除口腔异味,防止发生口腔感染。应用温水棉签擦洗鼻腔,保持清洁。用液状石蜡涂于口唇和鼻前庭处,防止黏膜干燥皲裂。

7. 并发症的观察与护理。

(1)窒息:引起窒息的常见原因是导管滑脱、导管堵塞、呼吸机故障等。对插管者应加强床旁巡视,发现异常配合医生进行紧急救护。

(2)肺不张:多因导管插入过深导致一侧肺通气或呼吸道分泌物堵塞细小支气管等原因所致。护理人员要随时清除呼吸道分泌物,减少分泌物潴留;监控气管导管,防止下滑或插入过深。

(3)继发肺部感染:多因机体抵抗力下降、呼吸道分泌物滞留、吸痰时无菌操作不严格等原因所致。要密切观察患者的全身和呼吸道表现,积极加以预防。出现症状及时报告医生,配合处理。

（4）气道黏膜损伤：是由于长期插管,气囊压迫气管黏膜使其缺血引起溃疡或坏死所致。留置导管时间不超过一周,否则应考虑气管切开。

（5）喉炎：表现为声嘶和刺激性咳嗽,严重时出现吸气性呼吸困难。其发生与插管时间呈正相关。可用地塞米松加入生理盐水后雾化吸入或静脉给药,呼吸困难者可实施气管切开。

（四）拔管护理

1. 拔管指征 患者已停用呼吸机;呼吸道感染控制,痰液少;咳嗽排痰能力强。

2. 拔管前准备 指导患者咳嗽和深呼吸训练。

3. 拔管 简易呼吸囊接气管插管连接纯氧,挤压球囊至少 2min,依次彻底吸除气管插管、口腔及鼻腔内的分泌物。拔管时须更换吸痰管,随后插入气管导管内,抽吸气囊气体,一边吸引并在呼气末迅速拔出导管。

4. 拔管后处理 立即给予面罩或鼻导管吸氧,仔细观察患者有无声音嘶哑、呼吸困难等症状。拔管后禁食 4～6h,防止患者呛咳误吸。

【气管插管配合流程图】

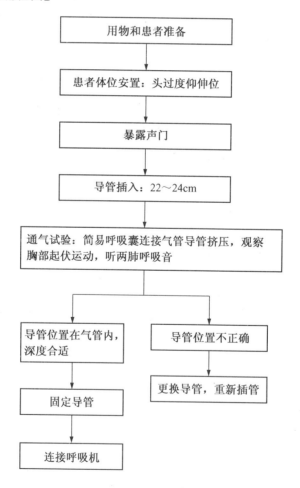

【拔管操作流程图】

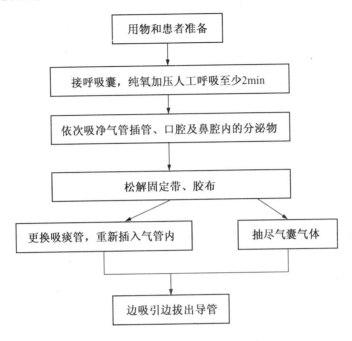

用物和患者准备

↓

接呼吸囊,纯氧加压人工呼吸至少2min

↓

依次吸净气管插管、口腔及鼻腔内的分泌物

↓

松解固定带、胶布

↙ ↘

更换吸痰管,重新插入气管内 ┃ 抽尽气囊气体

↓

边吸引边拔出导管

(费素定)

任务三 气管切开的配合和护理

【实训目的】

可迅速解除或防止呼吸道梗阻,明显减少解剖死腔,维持有效通气量。清除下呼吸道分泌物,为需要长时间应用呼吸机辅助呼吸者提供理想的人工气道。

【实训内容】

操作前用物和患者的准备,操作配合、术后护理要点。

【实训方式】

1. 将每班分为两组,每组约 25 人,一位教师指导。
2. 教师对模拟患者进行气管切开整个过程的演示。
3. 教师在模拟患者旁讲解气管切开后患者的护理。

【实训时间】

1 学时

【操作程序】

(一)操作前准备

1. 用物准备 气管切开包一个(内有治疗盘 1 个、注射器 1 支、7 号针头 2 个、刀柄 2 把、尖刀片和圆刀片各 1 片、气管钩 2 把、气管撑开钳 1 把、有齿镊子 2 把、无齿镊子 1 把、止血钳 4 把、尖及弯头手术剪各 1 把、拉构 4 个、持针钳 1 把、三角缝针 2 个、洞巾 1 块、治疗巾 4 块、缝合线及纱布若干);气管套管(根据患者年龄选择不同内径的套管,一般小儿用 6~7mm,13~18 岁用 8mm,成年女性用 9mm,成年男性用 10mm)。气管套管有合金制成品,亦有塑料制品,由外管、内管和管芯三部分组成(图 2-3-1),套管弯度与 1/4 圆周的弧度相同,套管内外配合良好,插入拔出灵活。目前多采用一次性气管套管(图 2-3-2)。

其他物品:无菌手套、皮肤消毒用品、生理盐水、局部麻醉药物(2%利多卡因或普鲁卡因)、吸引器和吸痰管、氧气设备、吸氧管、照明灯及抢救药品。

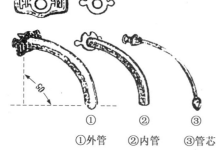
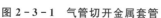

①外管　②内管　③管芯

图 2-3-1　气管切开金属套管

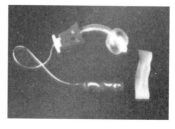
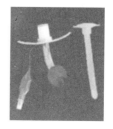

图 2-3-2　一次性气管切开塑套管

2. 患者及家属准备　向家属说明气管切开的必要性。患者意识清楚的,须说明手术的目的和必要性,并给予心理和行为支持,以消除不良的心理反应,取得患者的配合。

(二) 操作配合

1. 患者取仰卧位,肩部垫高,头后仰,以便气管向前突出,暴露手术野(图 2-3-3)。如果患者不能平卧,可半卧位。小儿要注意固定头部。

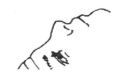

图 2-3-3　气管切开术的体位

2. 严格消毒颈正中及其周围皮肤,术者戴无菌手套,铺无菌孔巾。

3. 一般采用局部浸润麻醉。成人上始甲状软骨,下至胸骨上切迹。幼儿可沿胸锁乳突肌前缘及甲状软骨下缘,作"V"形切口麻醉。

4. 气管切开多采用直切口。术者用左手固定喉部,自甲状软骨下缘至胸骨上窝处,沿颈前正中线作一 3~5cm 长的切口,逐层暴露气管(图 2-3-4)。切开第 3~4 或 4~5 气管软骨环,撑开气管切开口,吸出气管内分泌物及血液。

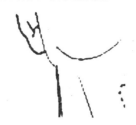

图 2-3-4　气管切开术的切口

5. 插入大小合适、带有管芯的气管套管(见图 2-3-5),立即取出管芯,如有内套管则放入内套管。证实气道通畅后,向气囊适量充气。气管套管插入后,用缚带将其牢固地系于颈部并打成死结。结松紧要适度,以防脱出(见图 2-3-6)。

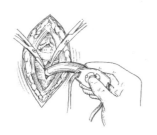 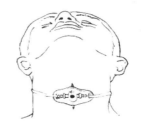

图 2-3-5　撑开气管切开口后插入气管套管　　　图 2-3-6　固定气管套管于颈部

6. 根据切口大小,可在切口上端缝合 1～2 针。套管周围填塞引流纱布条,用中间剪开的纱布在套管下两侧覆盖切口。

(三) 术后护理要点

1. 气管套管要牢固固定,颈部固定的约束带以能伸进一指尖为宜。

2. 患者床边应备一同号消毒气管套管、氧气筒、吸引器、吸引管、大弯止血钳、纱布、换药碗等,以备脱管时急用。套管一旦脱出,应立即将患者置于气管切开术的体位,用事先备妥的止血钳等器械在良好照明下分开气管切口,将套管重新置入。

3. 保持套管清洁通畅,内套管每天清洗、消毒 2～3 次。手术 20 天后切口窦道形成,可更换外套管。充分湿化气道,及时清除气道中的痰液。吸痰时注意无菌操作,防止感染发生。

4. 保持气管切口处周围皮肤清洁干燥,常规一天两次更换伤口敷料。注意观察伤口有无红肿、分泌物增多等感染征象。

5. 一般情况下套管置入后,将呼吸机导管与套管口连接给予氧疗。停用呼吸机给氧时,不可将氧气导管直接插入内套管,可用"T"字形管、氧罩、气切人工鼻等进行吸氧。

6. 并发症的观察与护理。主要有皮下气肿、气胸及纵隔气肿、出血等。

(四) 拔管护理

气管切开患者导管拔除前 1～2 天应放掉气切套管气囊的气体,应先堵塞导管外口,堵管应逐渐由 1/3 到 1/2 直至全堵,再正式拔管。堵管时要严密观察患者的呼吸,若出现呼吸困难,应及时除去堵管栓子。若全堵 24h 后呼吸平稳,发音正常,即可拔管。拔管后可从造口处插入吸引管抽吸气管内分泌物,消毒气管切开窦道及伤口周围皮肤,伤口不必缝合,用凡士林纱条填塞窦道,再用无菌纱布覆盖伤口,并用胶布拉拢固定,间断换药直至伤口愈合。拔管后床边仍需准备气管切开包及抢救物品,以便病情反复时急救。

其余病情观察、气囊护理、口腔护理等参照气管插管护理。

【气管切开配合流程图】

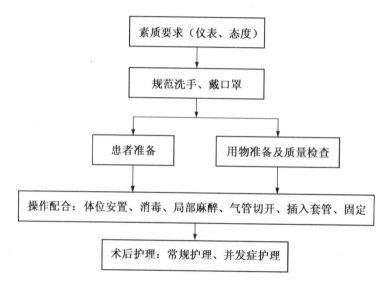

素质要求（仪表、态度）
↓
规范洗手、戴口罩
↓
患者准备　　　用物准备及质量检查
↓
操作配合：体位安置、消毒、局部麻醉、气管切开、插入套管、固定
↓
术后护理：常规护理、并发症护理

【气管切开拔管流程图】

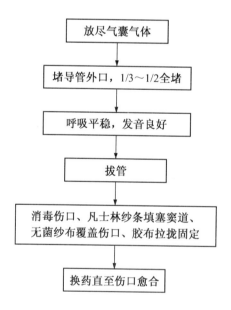

放尽气囊气体
↓
堵导管外口，1/3～1/2全堵
↓
呼吸平稳，发音良好
↓
拔管
↓
消毒伤口、凡士林纱条填塞窦道、无菌纱布覆盖伤口、胶布拉拢固定
↓
换药直至伤口愈合

（费素定）

附：经人工气道行纤维支气管镜吸痰操作

（一）适应证

1. 气道压力持续大于 45mmHg。

2. 氧浓度 50%~60% 条件下,血氧饱和度持续小于 90%。

3. 动脉血气提示 PaO_2 小于 60mmHg。

4. 胸片提示肺不张或明显肺部感染。

5. 两肺大量湿啰音或哮鸣音,经常规吸痰、雾化治疗不能好转。

(二) 检查步骤

1. 与家属签署治疗知情同意书。

2. 对于神智清晰患者做好解释工作,并给予适当的全身镇静。

3. 暂停鼻饲营养至少 2h 以上。

4. 采取仰卧位,做好抢救用物准备。

5. 将吸氧浓度调至 100%,如果使用人工鼻吸氧患者则提高吸入氧流量,保证较高的氧浓度。

6. 洗手戴口罩,严格无菌操作。

7. 使用灭菌液状石蜡润滑支气管镜,经人工气道插入。

8. 直视观察并吸净气管、隆突和支气管内的分泌物,痰液黏稠时可局部灌注生理盐水,以稀释痰液利于吸出。但每次灌洗量不宜过多,每次 5~10ml,反复灌洗,直至吸尽痰液。负压吸引不宜过大,并留取痰液标本送检。

(三) 术中监测及护理要点

1. 密切观察心律、心率、血压、血氧饱和度、面色及镇静情况。

2. 血氧饱和度稳定后及时调整通气参数,并采取半卧位。

3. 术后应安静休息,一般在 2h 后继续鼻饲营养。

4. 协助患者翻身、拍背、雾化吸入,听诊两肺。

5. 清理用物,及时清洗消毒纤维支气管镜。

(邵亚娣)

任务四　呼吸机的临床应用与护理

【实训目的】

改善通气、换气功能,保持呼吸道通畅,减少呼吸做功。

【实训内容】

管道安装,模式、参数调节,操作后评价,理论提问。

【实训方式】

1. 将每班分为两组,每组约 25 人,一位教师指导。

2. 教师示教,学生回示。

3. 教师对每一位学生逐一纠正,督促学生自主练习。

【实训时间】

2 学时

【操作程序】

（一）操作前用物准备

呼吸机、呼吸机管路、湿化器、湿化纸、蒸馏水、吸气过滤器、呼气过滤器、积水杯、废液袋、模拟肺、加热导丝探头、温度探头、减压阀、氧气、扳手。

（二）操作步骤

1. 根据需要选用性能良好、功能较全的呼吸机。

2. 湿化器放入滤纸及适量无菌蒸馏水。

3. 连接呼吸回路及模拟肺。

4. 带呼吸机及用物至床旁，核对患者床号、姓名。

5. 呼吸机空气、氧气输入管分别连接气源，确保气源压力在正常范围内（241～690kPa），使用瓶装氧气时，应使用减压阀。

6. 接通电源，依次打开呼吸机及湿化器开关（如有空气压缩泵电源开关，开机顺序为：先开压缩泵，再开主机）。当患者暂时不使用呼吸机时，勿立即关闭电源，而应使机器处于待机状态，以减少损耗。

7. 根据病情选择呼吸机通气模式。

8. 设定呼吸机参数。

（1）VT（潮气量）：8～12ml/kg，成人一般为400～500ml。

（2）f（通气频率）：10～20次/min。

（3）MV（ $\dot{V}E$ ，每分钟通气量）：6～10L/min。

（4）I：E（吸呼之比）：1：1.5～1：2.5。

（5）FiO_2（氧浓度）：40%～50%，不宜>60%。

（6）VP（通气压力）：10～20cmH₂O。

（7）PEEP（呼气末正压）：3～5cmH₂O，小于25cmH₂O。

（8）湿化器温度：37～38℃。

（9）Peak Flow（吸气峰流速）：30～70L/min。

（10）触发灵敏度（trigger）指呼吸机感知自主呼吸能，压力触发灵敏度-2～-3cmH₂O，流量触发灵敏度2～6L/min。

（11）报警设置：报警上限原则上为测得的参数加上20%，报警下限原则上为测得的参数减去20%。

9. 设定报警上下限范围。

10. 模拟肺监测呼吸机功能，再次检查管道是否连接正确，有无漏气，测试各旋钮功能。

11. 呼吸机与患者气管导管连接。

12. 呼吸机使用后严密监测患者的生命体征、血氧饱和度、神经精神症状和体征、末梢循环、皮肤黏膜颜色。上机后15～30min检查动脉血气，并根据结果对参数进行调节。

13. 停用呼吸机时先把呼吸机管路和患者气管导管分离，再关闭呼吸机及湿化器电源（如有空气压缩泵电源开关，关机顺序为：先关主机，再关压缩泵）。空气、氧气输入管分别与气源分离。

14. 分离过滤器、呼吸机管路、积水杯、湿化器、加热导丝探头、温度探头先浸泡消毒，再清洗、消毒。

（三）呼吸机使用注意事项

1. 必须由熟悉呼吸机的人员使用。

2. 床边必须备有简易呼吸囊，以备停电或呼吸机故障时使用，并做好班班交接。

3. 呼吸机报警时必须要有反应，分析报警原因并及时处理。

4. 必须遵守"患者第一"的原则，机器出现故障时，先处理患者，再处理呼吸机。

5. 呼吸机安装完毕，必须先自检、试机正常后再用于患者。

6. 呼吸机使用过程中必须严密观察病情变化，及时调整呼吸机各项参数。

（四）呼吸机的保养

呼吸机的保养对于延长使用寿命、保证呼吸机功能完好随时可用，以利抢救成功均很重要。国外多配有专门的维修人员定期保养维修。

1. 专人保管呼吸机，保证各种管道消毒后备用。仪器外部保持清洁，定期清洗过滤网。

2. 湿化器用完后应彻底清洁、消毒，备用。

3. 定期检查、更换氧电池、活瓣、细菌过滤器等零备件。

4. 定期通电试验，综合检查呼吸机功能。

（1）漏气检验：检查呼吸机的气路系统各管道、接口有无漏气。气路系统包括气管道、主机内部管道、与患者连接的回路三大部分。检查方法通常采用潮气量测定、压力下降和耳听手摸等方法。① 潮气量测定：预调 TV，接弹性呼吸囊（模拟肺），分别测定吸入侧和呼出侧 TV，若两者相同，说明无漏气。② 压力表检验法：主要检查工作压和通气压。如果工作压低于设定水平，说明供气气源压力不足或呼吸机主机内部管路漏气；如果气道压低于正常，说明外部管道漏气。③ 耳听，手摸：在正压通气时，若听到接口处有"嘶嘶"声，手摸有漏气存在，说明密封不严，应查明原因给予处理。

（2）报警系统检测：采用调节潮气量及报警上、下限来检查呼吸机的声、光报警是否完好。

（3）检查呼吸机的输出功能：如呼吸模式、PEEP 功能、FiO_2、呼吸频率、VT 等是否准确可靠。

（4）检查呼吸机附加的监护仪、湿化器、雾化器等功能是否完好。

【呼吸机(PURITAN-BENNETT840)操作流程图】

用物准备

呼吸机、呼吸机管路、湿化器、湿化纸、蒸馏水、吸气过滤器、呼气过滤器、积水杯、废液袋、模拟肺、加热导丝探头、温度探头、减压阀、氧气、扳手。

电源连接

连接呼吸机、湿化器电源

气源连接

空气、氧气输入管分别连接于气源,确保气源压力在正常范围内(241~690kPa),使用瓶装氧气时,应使用减压阀。

安装湿化器

(1)选择和呼吸机相匹配的湿化罐,湿化纸按箭头所示安装在罐芯上。
(2)湿化罐插入湿化器底座上,加热导丝探头与湿化器输出口连接。
(3)湿化罐内注入蒸馏水,不超过水位线。

呼吸机管路连接

(1)加热导丝穿入吸气管。
(2)从呼吸机气体输出端口依次连接:吸气过滤器→管道→湿化器→吸气管→积水杯→吸气管→患者→三通接头→呼气管→积水杯→呼气管→呼气过滤器(下端接积水杯、废液袋)→呼吸机气体呼出端口→温度探头与患者三通接头的吸气端连接。
(3)患者理想体重≤24kg(53lb)的,应使用儿童患者管路。
(4)在患者管路中增加附件会增加系统阻力,不要在已运行快速自检后再增加管路附件。

固定呼吸机管路在万向支架上

开电源开关

(1)开呼吸机及湿化器电源开关;
(2)湿化器温度调至37~38℃;
(3)当患者暂时不用呼吸机时,应使机器处于待机状态,以减少损耗。

呼吸机自检

建议在下列情形时执行自检:呼吸机每使用15天;更换患者时;改变患者管路配套时。

呼吸机设置

(1)模式设置:事先了解患者需使用呼吸机的原因,根据患者情况预设呼吸机模式。
(2)参数设置:潮气量应事先了解患者体重,其他参数根据病情需要或按一般情况常规设置。
(3)报警设置:根据患者病情需要或按一般情况常规设置。

呼吸机接模拟肺

接气管导管

(1)气管导管与患者三通接头连接。
(2)听诊呼吸音,评估患者与呼吸机的同步性。

停用呼吸机

(1)气管导管与患者三通接头分离。
(2)关闭呼吸机及湿化器电源(如有压缩泵电源开关,关机顺序为:先关主机,再关压缩泵)。
(3)空气、氧气输入管分别与气源分离。
(4)分离过滤器、呼吸机管路、积水杯、湿化器、加热导丝探头、温度探头,清洗、消毒灭菌符合要求。

(李娟)

任务五　体外除颤的配合和护理

【实训目的】

在极短时间内给心脏以强电流,使所有心脏自律细胞在瞬间同时除极,消除异位心律。

【实训内容】

除颤仪的操作。

【实训方式】

1. 将每班分成 2 组,每一组约 25 人。

2. 教师讲解,2 人配合:一人先做 CPR,另一人除颤。

3. 教师示范体外除颤的操作和注意事项。

4. 学生 2 人一组配对练习操作方法,然后进行互换。

5. 留出最后 10min 对配对学生抽考,评价练习的效果。

【实训时间】

2 学时

【操作程序】

(一) 操作前准备

除颤仪,电击板,导电糊。

(二) 操作步骤

1. 发现患者意识不清实施 CPR 操作。

2. 继续 CPR 直到另一人除颤仪到位。

3. 接上电源,打开开关,连接心电监护(同步一定要接)。

4. 选择合适导联,调节 EKG 波形大小,观察心电监护。

5. 打开除颤仪,确定同步或非同步。

6. 在电击板上涂上导电糊或生理盐水纱布。

7. 选择合适电量,双向 150J,单向 360J。

8. 电击板放置位置正确,充电。

9. 清理现场,嘱周围人员远离病床及患者。

10. 再次确认是否提示室颤。

11. 电击板紧贴皮肤,放电。

12. 继续 CPR 5 个循环后观察监视屏上的心律,如仍为室颤,再次除颤。如为窦性心律,则除颤成功。

13. 整理用物,做好人文关怀。

(三) 操作注意事项

1. 如心室颤动为细颤,除颤前可遵医嘱给予肾上腺素,使之转为粗颤再进行电除颤。

2. 电击时,任何人不得接触患者及病床,以免触电。

3. 两电击板必须分开,涂在电击板上的导电胶不能涂到两电击板之间的患者胸壁上。

4. 放置电击板前,须评估患者胸前皮肤是否完整,同时避开伤口敷料、起搏器等。

5. 除颤成功后,应持续心电监护,严密观察心电图、生命体征及病情变化,记录抢救经过。必要时送 CCU 或 ICU 进一步观察治疗。

【操作流程图】

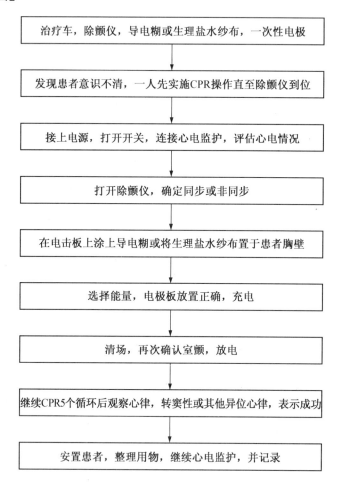

```
治疗车,除颤仪,导电糊或生理盐水纱布,一次性电极
          ↓
发现患者意识不清,一人先实施CPR操作直至除颤仪到位
          ↓
接上电源,打开开关,连接心电监护,评估心电情况
          ↓
打开除颤仪,确定同步或非同步
          ↓
在电击板上涂上导电糊或将生理盐水纱布置于患者胸壁
          ↓
选择能量,电极板放置正确,充电
          ↓
清场,再次确认室颤,放电
          ↓
继续CPR5个循环后观察心律,转窦性或其他异位心律,表示成功
          ↓
安置患者,整理用物,继续心电监护,并记录
```

(孙孝君)

任务六　降温毯应用

【实训目的】

降温毯主要用于各种原因引起的高热治疗,以及因病情需要进行低温或亚低温者。该设备操作简单,降温效果好,可同时对两位患者进行治疗,是理想的物理降温设备。

【实训内容】

评估患者需要、水箱加水、放置毯面、放置传感器、参数设定和运行。

【实训方式】

1. 将每班分为两组,每组约 25 人,一位教师指导。

2. 教师示教,学生回示。

3. 教师对每一位学生逐一纠正,督促学生自主练习。

【实训时间】

1 学时

【操作程序】

（一）操作前准备

测量患者的体温并记录,准备降温毯主机和毯面、蒸馏水等用物。

（二）操作步骤

1. 水箱加蒸馏水　使用前需向机器内的水箱加蒸馏水,观察水位计(水位上升速度约 2mm/s)。注水达到水位线,如果水箱过满,溢水管将自动泄水于地面。

2. 解释　携用物至患者床旁,解释,戴手套,检查患者皮肤。

3. 放置毯面　以卧有患者换床单法将毯面平铺于患者背下,上垫床单,铺设时避免毯面出现折叠或皱褶。用连接管将主机与毯面连接好,避免连接管扭曲。将螺扣拧紧,以不漏水为度。将螺扣尽量靠近床沿,以防止患者皮肤受压。

4. 放置传感器　将温度传感器插头插入主机侧板的传感器插口。将肛温传感器套一个防护帽,石蜡油润滑后插入患者肛门内 5～7cm。也可使用腋温传感器放于腋下,要保证传感器与体表紧贴。应用肥皂水或温水清洁腋窝皮肤,必要时清除腋毛。

5. 参数设定和运行

（1）接通电源并打开主机电源。

（2）选择毯子温度键或选择患者温度键:① 选择毯子温度键。用上下键设置毯子的目标温度。通过调节水温高低来控制患者降温速度。最低水温为 4℃,最高水温为 41℃。② 选择患者温度键。用上、下键设置患者的目标温度(按医嘱)。最低患者温度为 30℃,最高患者温度为 39℃。

（3）按启动键。

（4）当毯子温度或患者温度达到目标温度后,可以按监测温度键,此时机器不运转。

（三）运行中的监测和注意事项

1. 根据患者情况和体温,随时调整设置参数。

2. 及时处理各种报警和故障。常见的报警和故障有:管路夹闭,水流循环不畅;毯子或管路折叠不畅;传感器监测温度与患者实际体温不符合;患者实际所测的温度高于机器最低温度和最高温度;机器水位低于绿色线;降温机出现故障不能排除,应及时与维修工程师联系。

3. 水箱及时加水至水位线,并使用蒸馏水。终末消毒时必须将水箱水排除,以防止毯子内存积污垢。

4. 毯面应平整铺放,避免折叠或皱褶,不能硬拉,以免损坏。

5. 为确保安全,应使用带有地线的电源插座,并避免同时与其他高功率电器一起使用,以免超负荷短路。

6. 终末消毒。机器外表应用普通消毒剂擦洗;传感器先用清水清洗干净然后再用75%酒精消毒,备用。

7. 建立使用登记制度。

【操作流程图】

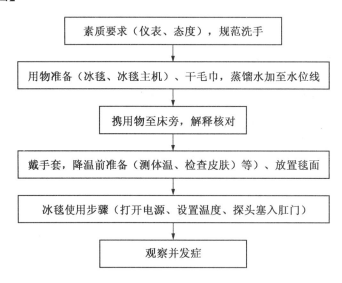

素质要求(仪表、态度),规范洗手

↓

用物准备(冰毯、冰毯主机)、干毛巾、蒸馏水加至水位线

↓

携用物至床旁,解释核对

↓

戴手套,降温前准备(测体温、检查皮肤)等)、放置毯面

↓

冰毯使用步骤(打开电源、设置温度、探头塞入肛门)

↓

观察并发症

(邵亚娣)

任务七　持续血液净化技术(CRRT)操作
(以金宝 PRISMA 机为例)

【实训目的】

持续血液净化技术(continuous renal replacement therapy,CRRT)是模仿肾小球的滤过和肾小管的重吸收而设计的一种血液净化方法,持续性时间每次≥8～10小时。可达到清除潴留于血中的有毒代谢产物(溶质)及过多的水分,调节水电解质、酸碱平衡,修复内环境稳态的目的。

【实训内容】

CRRT 操作程序。

【实训方式】

教师示教、讲解。

【实训时间】

0.5 学时

【操作程序】

（一）操作前准备

1. 血管通路的建立 有直接浅表动、静脉穿刺法；有静脉切开的中心静脉经皮置管法；深静脉单针双腔导管置管术；永久性锁骨下静脉或颈内静脉置管及内瘘。应用血泵以保证足够的动脉端压力差及血流量 200～300ml/min。

2. 置换液配置 按医嘱进行配置。

3. 连接动静脉管路与血滤器。

（二）操作方法

1. 开机后选择 RESTART（重新激活）。

2. 进入 CHOOSE PATIENT 界面，选择 NEW PATIENT（新患者）。

3. 进入 CHOOSE THERAPY 界面，选择治疗方式后直接按压所需的治疗模式键：SCUF（缓慢连续超滤）；CVVH（连续静脉血液滤过）；CVVHD（连续静脉血液透析）；CVVHDF（连续静脉血液透析滤过）；TPE（血浆置换）。

4. 进入 LOAD SET 界面，安装配套后按压 LOAD（安装），安装过程：

（1）将过滤器配套卡匣放入支架。

（2）按线路图装上置换液和透析液管。

（3）装入 4 个压力传感器夹头。

（4）将废液管按线路图自下而上地装入漏血探测器，把废液管紧固在上、下两个管路小夹，挂上废液袋。

（5）按线路图紧固动脉血管，挂上预充液收集袋（左下角）。

（6）将静脉血管装入空气探测器和静脉夹子。

（7）按 LOAD（安装）键。

5. 安装配套后进入 PREPARE SOLUTIONS 界面，准备溶液后按压 CONTINUE（继续）键。注意：

（1）检查所有泵管均已进入泵槽，如没有装到位，按 UNLOAD（卸出泵管）键重新安装一次。

（2）准备预充液（含肝素生理盐水）、抗凝剂、置换液和透析液，挂好预充液（右下角）。

（3）将抗凝剂管与抗凝剂注射器相连接，把注射器安装在注射器泵上。

（4）挂上置换液和透析液。

（5）按 CONTINUE（继续）键。

6. 进入 CONNECT LINES TO SOLUTIONS 界面，将管连接溶液袋后按压 PRIME（预充）键开始预冲。注意：

（1）将静脉管路（蓝色）与预充液袋连接。

（2）将废液管路（黄色）与废液袋连接，检查动脉管与预充液收集袋连接是否牢固。

（3）将置换液管（紫色）与置换液袋连接。

（4）将透析液管（绿色）与透析液袋连接。

（5）打开所有被夹住的管路，按 PRIME（预充）开始自动预充。

7. 配套预充在 7 分钟后完成，如果需要请按"停止"键暂时中断预充程序。注意：

（1）预冲过程中不可以卸下任何压力传感接头夹。

（2）密切观察管路有无渗漏，如有渗漏而经紧固后仍无法阻止渗漏，则不能使用此配套，关上机器并手动卸下配套。

8. 进入 PRIMING COMPLETE 界面,预充完成后可以选择 REPRIME(重新预充);MANUAL PRIME(手动预充)。如果不需要再预冲则按压 CONTINUE(继续)键。注意:

（1）检查管路内是否有气泡。如果需要更多预充,请使用 MANUAL PRIME(手动预充);如果需要重复一次完整的预充,请按 REPRIME(重新预充)键。

（2）如果管路内没有气泡,并且不再需要预充,请按 CONTINUE(继续)键。

9. 预冲结束则进入 PRIME TEST PLEASE WAIT 预充检测界面。注意不要移动或拆开压力接头。

10. PRIMING TEST PASSED 预充检测通过后进入 SET FLOW RATES 设置流速界面,等设置流速完成后,按压 CONTINUE(继续)键。

11. 进入 CONNECT PATIENT 界面,连接患者按压 START(开始)键,治疗开始。注意:

（1）夹住下列管道:预充液收集袋、动脉管道(红色)、回路管道(蓝色)。

（2）从收集袋解下动脉管道,连接到有红色标记的导管上。

（3）从预充液袋上解下回路管道,连接到有蓝色标记的导管上。

（4）夹住所有不使用的管道,确定正确建立后,请按"开始"键开始治疗。

12. 按压 STOP 键,进入停止键面后可以选择按压 RESUME(恢复),CHANGE SET(更换配套),TEMP DISCON(暂时断开患者),END TREATMENT(结束治疗)。注意:

（1）恢复:重新开泵,恢复治疗。

（2）更换配套:更换消耗品,恢复治疗。

（3）暂时断开患者:暂时将患者与机器分开。

（4）结束治疗:终止治疗。

13. 进入 END TREATMENT 界面,结束治疗后按压 RETURN BLOOD(回血)键或 DISCONNECT(人机分离)键。警告:如果管道或滤器中凝血,就不能回血。注意:

（1）在左下角钩子上挂一袋无菌盐水。

（2）夹上动脉管道(红色),从患者身上解下管道,将动脉管道接盐水,松开夹子。

（3）按着"开始回血"键,按要求回血量回血。

（4）当准备断开与患者的连接时,按"继续"键。

14. 回血完毕后,卸下配套,并关闭机器。治疗结束。

【操作流程图】

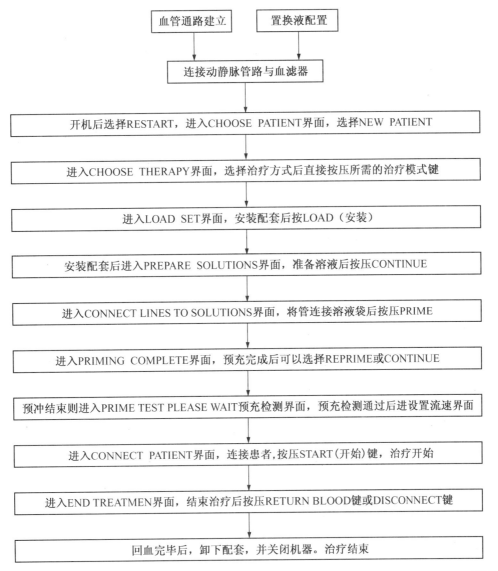

血管通路建立 ─┐   置换液配置 ─┐
              └──┬──────────┘
            连接动静脉管路与血滤器

开机后选择RESTART，进入CHOOSE PATIENT界面，选择NEW PATIENT

进入CHOOSE THERAPY界面，选择治疗方式后直接按压所需的治疗模式键

进入LOAD SET界面，安装配套后按LOAD（安装）

安装配套后进入PREPARE SOLUTIONS界面，准备溶液后按压CONTINUE

进入CONNECT LINES TO SOLUTIONS界面，将管连接溶液袋后按压PRIME

进入PRIMING COMPLETE界面，预充完成后可以选择REPRIME或CONTINUE

预冲结束则进入PRIME TEST PLEASE WAIT预充检测界面，预充检测通过后进设置流速界面

进入CONNECT PATIENT界面，连接患者,按压START(开始)键，治疗开始

进入END TREATMEN界面，结束治疗后按压RETURN BLOOD键或DISCONNECT键

回血完毕后，卸下配套，并关闭机器。治疗结束

（邵亚娣）

项目三 院内患者监护

任务一 多功能监护仪应用

【实训目的】

应用多功能监护仪,通过无创的手段对患者的心电、血压、呼吸和脉搏氧饱和度进行监测,分析其数据和波形,判断患者的循环功能和呼吸功能。

【实训内容】

心电监测、呼吸监测、无创的血压监测、脉搏氧饱和度的监测。

【实训方式】

1. 将每班分成两组,每组约 25 人,一位教师指导。

2. 教师介绍多功能监护仪的各项功能、操作方法、注意事项。

3. 学生分别练习。

4. 安排另一时间段进行考核评价。

【实训时间】

2 学时

【操作程序】

(一) 操作前准备

1. 规范洗手,戴口罩。

2. 用物准备 监护仪、模块、导联线、电极片、合适的袖带(宽度为肢周长的 40%)、氧饱和度探头。

(二) 操作步骤

1. 解释 耐心说明监护的目的和重要性,消除患者顾虑,取得合作,并根据病情协助患者采取适宜的体位。

2. 监护准备 使用时先接好电源线,然后打开电源开关,逐项检查监护仪的功能状态。

3. 选择粘贴电极片的皮肤 无破损、无任何异常的部位,必要时剔除毛发,可用 75% 酒精清洁局部皮肤,保持皮肤良好的导电性能。用电极片上的备皮纸去掉死皮,以减少皮肤的阻抗。

4. 正确放置电极片 先把导线与电极片连接,再把电极片贴在患者身上。电极连接有五线连接法与三线连接法(见表3-1-1,表3-1-2)。只需将五种不同的电极和导线固定于指定位置、监护电极置于相应部位(见图3-1-1)。电极放置时应避开骨骼、关节、皮肤的折叠和骨骼连接处的肌肉,使之产生最少的移动干扰。为方便常规心电图的胸前导联检查、电除颤等,必须预留出足够且易于暴露的心前区。连接导线应从颈部引出,不要从腋下或剑突下引出,以防止电极脱落、导线折断等情况发生。

5. 选择合适的导联　按照上述任一方法连接,打开电源,5导联心电监护可以获得Ⅰ、Ⅱ、Ⅲ、AVR、AVF、AVL、V导联心电图;3导联心电监护可以获得Ⅰ、Ⅱ、Ⅲ导联心电图。若有规则的心房电活动,应选择P波清晰的导联,临床上最常用的是Ⅱ导联心电图。

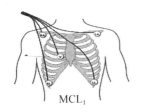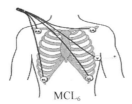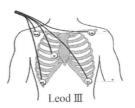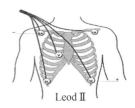

MCL₁　　　MCL₆　　　Leod Ⅲ　　　Leod Ⅱ

图3-1-1　心电监测五线连接法电极的位置

McL₁:胸导联(正极)放在V₁　　McL₆:胸导联(正极)放在V₆

表3-1-1　五线连接法电极的位置

电极名称	右臂电极(RA)	左臂电极(LA)	右腿电极(RL)	左腿电极(LL)	胸部电极(V)
电极位置	右锁骨中线锁骨下或右上肢连接躯干的部位	左锁骨中线锁骨下或左上肢连接躯干的部位	右锁骨中线6、7肋间、右髋部	左锁骨中线6、7肋间、左髋部	心电图胸导联位置

表3-1-2　标准三线连接法电极的位置

电极名称	右臂电极(RA)	左臂电极(LA)	左腿电极(LL)
电极位置	右锁骨中线锁骨下或右上肢连接躯干的部位	左锁骨中线锁骨下或左上肢连接躯干的部位	左锁骨中线6、7肋间左髋部

6. 正确调整波形　QRS波群应有一定的振幅,以触发心率计工作,并进行波形清晰度的调整。① filter(过滤):降低了由于其他设备产生的伪差的干扰;② diagnosis(诊):一个未经过滤的ECG,显示最真实的ECG波;③ monitor(监护):用于正常监护状态中,可滤除掉可能导致误报警的伪差。正确选择波形走速,心电监护波形走速一般为25mm/s。

7. 呼吸监测　左下和右上的电极片是呼吸的感应电极片,如果患者以腹式呼吸为主,可以把左下的电极片放在左侧腹部起伏最明显处,呼吸监护的波形走速为6.25 mm/s。

8. 氧饱和度的监测　选用甲床条件好的手指,常选用食指,红外线光源对准指甲(根据选用的探头不同,也可以选择耳垂、鼻尖等部位)。

9. 无创血压测量　袖带绑在肘关节上2～3cm处,松紧度容纳一指为宜。按手动键MANNUAL或START键,快速测定血压。

10. 报警设置

（1）原则：① 患者的安全；② 尽量减少噪音干扰；③ 不能关闭报警功能，抢救时可以暂时关闭；④ 报警范围的设定不能是正常范围，应该是安全范围。

（2）设置心率报警的上、下限：成人心率报警一般情况下上限设定为 100 次/min，下限为 60 次/min，特殊患者可按患者自身心率上下的 20％ 范围设定。血压根据医嘱要求、患者的病情及基础血压设置，简便的设定可按照血压的正常范围进行。成人呼吸频率报警设置上限为 30 次/min，下限为 8 次/min，特殊病例可在患者自身呼吸的上下 20％ 设定报警的上下限值；氧饱和度设置在上限为 100％，下限为 90％。窒息报警的时间为 20s。

（三）操作注意事项

1. 正确判断各种干扰形成的伪差 患者活动或电极固定不牢时，可出现畸形干扰波、基线变粗或图形不清晰等现象；电极脱落则显示一条直线，需正确辨别并及时予以排除。

2. 电极片和粘贴部位更换 监护时间超过 24 小时，应更换电极片和粘贴部位，避免粘贴时间过久损伤皮肤。根据病情需要选择间隔的测压时间，注意冲放气时间不可过频，以免降低远端肢体的血液灌注。

3. 根据患者体形选择合适的测压袖带 目前有的监护仪可进行测压模式的调整，而不需要更换袖带。测压模式有成人(adult)、儿童(adolescent)、婴儿(neonate)三种。

4. 用于测量血压的肢体应与患者的心脏置于同一水平 根据测压原理，避免任何引起袖带抖动的因素以致测量失败。

5. 测脉搏氧饱和度的探头要避免和血压袖带同侧肢体。选用的指套应松紧适宜，避免造成局部压疮。

6. 报警范围应根据情况随时调整，至少每班检查一次设置是否合理。

【操作流程图】

素质要求（仪表、态度），规范洗手、戴口罩

用物准备、解释，取适宜体位。连接电源，检查监护仪功能状态

右臂电极（RA）：右锁骨中线锁骨下或右上肢连接躯干的部位；
左臂电极（LA）：左锁骨中线锁骨下或左上肢连接躯干的部位；
右腿电极（RL）：右锁骨中线6、7肋间，右髋部；
左腿电极（LL）：左锁骨中线6、7肋间，左髋部；
胸部电极（V）：心电图胸导联位置。

选择粘贴电极片的皮肤，正确放置电极片，选择合适导联，调整波形

选择甲床条件好的手指，正确放置氧饱和度探头

常用食指，红外线光源对准指甲（根据选用的探头不同，也可以选择耳垂、鼻尖等部位）。

正确放置血压袖带，并快速手动测压

袖带绑在肘关节上2～3cm处，松紧度容纳1指为宜。
按手动键MANNUAL或START键，快速测定血压。

根据患者病情，合理设置报警范围

血压和心率报警：一般情况下可按照正常范围进行，特殊患者可按患者自身血压或者心率数值上下的20%。
成人呼吸频率：报警设置上限为30次/min，下限为8次/min，特殊病例可在患者自身呼吸的上下20%；窒息报警的时间为20s。
血氧饱和度：设置在上限为100%，下限为90%。

记录患者病情及生命体征

（王小丽）

任务二　有创血流动力学监测

一、动脉血压监测

【实训目的】

1. 连续性监测动脉血压，提供准确、可靠、连续的动态血压变化数据。
2. 留取动脉血标本。

【实训内容】

病情评估、动脉血压监测方案、血压监测器材和设备准备、血压监测通路的建立、动脉血标本采集、操作后评价、理论提问。

【实训方式】

1. 将每班分为两组,每组约 25 人,一位教师指导。

2. 教师示教,学生回示。

3. 学生 2～3 人一组练习,教师逐一纠正,督促学生自主练习。

【实训时间】

2 学时

【操作程序】

(一)操作前准备

1. 用物准备 包括穿刺一般用物和有创监测基本装置。

(1)一般用物:无菌消毒盘,无菌手套、5ml 注射器,必要时准备无菌穿刺包。

(2)有创监测基本装置

1)选择型号合适的动脉套管针,由薄壁特氟隆(聚四氟乙烯)外套管、不锈钢穿刺针内芯组成(图 3-2-1)。

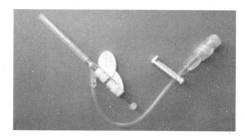
图 3-2-1a 留置套管针

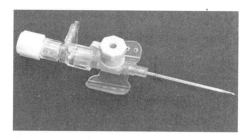
图 3-2-1b 直刺式套管针

2)一次性有创监测测压管道,由压力传感器、冲洗连接管、旋锁接头延长管及两个三通组成(图 3-2-2)。

3)冲洗装置包括加压袋(图 3-2-3)和袋装肝素生理盐水(0.9% 氯化钠溶液 500ml 中加肝素 10～20mg)。

4)具有有创监测功能的心电监护仪(图 3-2-4),连接好专用有创血压监测导线(图 3-2-5)。

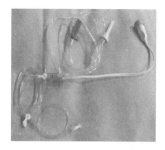
图 3-2-2 直接动脉测压导管

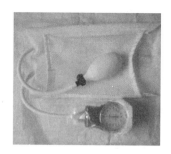
图 3-2-3 加压袋

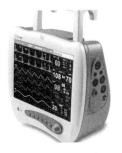

图 3-2-4 多功能监护仪

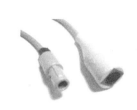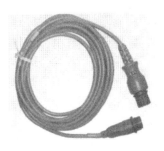

图 3-2-5 有创血压监测导线(电缆)

2.患者准备

(1)心理准备:向患者和家属进行解释,包括操作目的、意义、方法、潜在问题和如何配合等有关事项,消除患者思想顾虑,解除恐惧心理,取得良好配合。

(2)选择置管动脉:首选的穿刺插管动脉为桡动脉。在桡动脉穿刺前,必须先行 Allen 试验(图 3-2-6)。Allen 试验的目的是检测桡、尺动脉侧支血液供应是否通畅,具体方法为:① 抬高患者手臂;② 检查者用手指同时压迫桡、尺动脉搏动处,以阻断其血液循环;③ 指导患者做三四次握拳、放松动作,待静脉血充分回流后将手伸展,此时手掌皮肤变白、手指指端略干瘪;④ 检查者压迫尺动脉的手指放松,使尺动脉血液再通,观察患者手部皮肤恢复红润的时间;⑤ 结果判断:正常<5~7s,平均 3s,可以在该侧桡动脉进行穿刺测压;8~15s 为可疑,置管慎重;>15s 为血供不足,禁用该侧桡动脉穿刺置管,可改选其他途径置管。

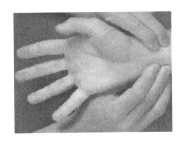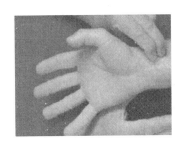

a 同时压迫桡、尺动脉搏动　　　　　　b 解除尺动脉压迫

图 3-2-6 Allen 试验

另外,临床上提出改良 Allen 试验的方法(图 3-2-7),应用经皮动脉血氧饱和度测试仪,指套套于欲穿刺肢体食指或拇指,观察解除尺动脉压迫后动脉血氧是否上升为正常。

(二)操作步骤

1.配制肝素稀释液 抽取肝素钠(12500IU/2ml)0.4ml,加入 0.9%氯化钠溶液 500ml中,配成肝素稀释液。

2.加压 将已配制好的肝素稀释液连接一次性动脉测压导管并放入加压袋中。充气加压至 150~300mmHg。

3.排气 打开一次性动脉测压导管的调节器,挤捏测压导管中段的快速冲洗阀,将测压导管中的气体排出,使测压管道充满肝素稀释液,关闭三通开关,备用。

4.连接监护仪 将一次性动脉测压导管的压力传感器的仪器端与有创血压监测导线(电缆)连接,导线另一端接多功能监护仪 IBP 端口,打开监护仪。

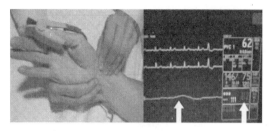

a 套上经皮动脉血氧饱和度检测探头

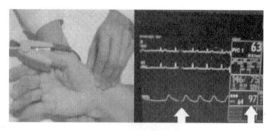

b 观察血氧饱和度

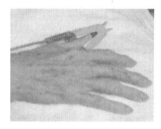

c 同时压迫桡、尺动脉搏动

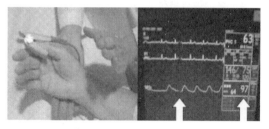

d 解除尺动脉压迫，观察血氧饱和度

图 3 - 2 - 7 改良 Allen 试验

5. 连接患者 一次性动脉测压导管的压力传感器的患者端与患者外周动脉穿刺导管连接，挤压内置式压力传感器上的快速冲洗阀(图 3 - 2 - 8)，用肝素稀释液冲洗穿刺导管，保持通畅。如患者外周动脉导管尚未留置，则进行外周动脉穿刺后直接连接动脉测压导管的压力传感器患者端。动脉导管穿刺过程如下(以桡动脉穿刺置管为例)：① 患者仰卧，穿刺

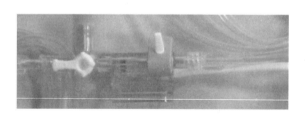
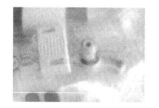

图 3 - 2 - 8 内置式压力传感器上的快速冲洗阀

侧手臂外展，手腕背屈，拇指保持外展，可在腕关节下垫以毛巾卷或纱布卷，使穿刺部位充分暴露。② 操作者左手食、中指触摸动脉搏动，以动脉搏动最明显处远端 0.5cm 为穿刺点。③ 常规用碘酒、酒精消毒皮肤和操作者左手食、中指，必要时铺巾，戴手套。④ 取套管针，针头与皮肤呈 30°～45°角进针，见回血后调整进针角度至 10°～15°，顺血管方向继续送入导管 1～2cm，穿刺针尖完全进入动脉管腔，然后将套管送入动脉，同时抽出针芯；立即将穿刺针与测压导管相连或者关紧三通，防止动脉血外溢。⑤ 用透明 3M 敷贴妥善固定穿刺针。

6. 确定零点 将压力传感器固定于右心房水平，即患者腋中线与第四肋间交界处。

7. 校零 转动压力传感器侧的三通开关，打开压力传感器排气孔，使压力传感器与大气相通；进入监护仪 IBP 模块菜单，启动监护仪零点校正键，当监测仪上 IBP 数值显示为零或±1时，提示零点调试成功。

8. 恢复测压导管功能状态 调零完毕，立即转动三通开关，使传感器与大气隔绝而与动脉导管相通。关闭压力传感器的排气孔，此时监测仪应显示出动脉压力数值与波形。

9. 记录 严密观察压力波形,动脉血压一般 lh 监测一次并及时记录,患者病情不稳定时应随时监测记录。当动脉波形出现异常,低钝或消失时,应检查动脉穿刺针是否折弯或血栓堵塞,应揭开无菌透明膜进行检查与调整。动脉血压直接监测的基本装置见图3-2-9。

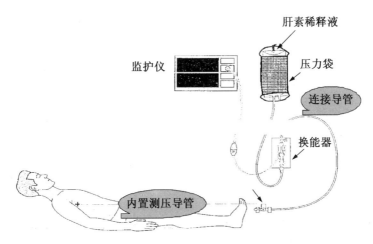

图 3-2-9 动脉血压直接监测的基本装置

(三)注意事项

1. 患者体位变化时,应重新确定零点,并将压力传感器置于新确定的零点水平。一般每4~6h调试零点一次。

2. 测压前应注意与袖带所测血压进行核对,避免误差过大。一般情况下两者相差±1.33kPa(l0mmHg)。当两者相差大于 2kPa(14mmHg),可行方波试验,以确定波形传输有无障碍。

3. 方波试验 打开记录走纸,用快速冲洗阀冲洗测压管道1s以上并迅速复原。如管道通畅,在记录纸上应显示一个快速向上又快速下降的方波,下降至基线以下后又再升至基线以上(图3-2-10a)。另有两种波形提示管道波形传输障碍(图3-2-10bc)。

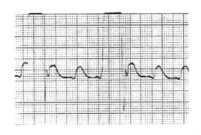

图 3-2-10a 方波试验正常

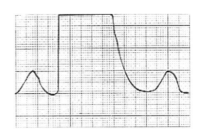

图 3-2-10b 下降支中上升支消失,提示管道中有血、气或管道太软

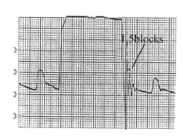

**图 3 - 2 - 10c　下降支中上升支增多,提示管道
太长或有太多的三通,管道需冲洗**

4. 为防止血液凝固,保持管道通畅,动脉测压管必须应用肝素生理盐水持续点滴,压力袋维持压力 20～44kPa(l50～300mmHg),流速维持为 2～4ml/h。

5. 抽取血标本时,应先将动脉延长管内液体全部抽净,再留取标本,避免血标本稀释而影响结果。

6. 操作过程中严防气体进入测压管内,一旦发生气泡,应立即用注射器将其抽出,同时制动被测肢体,以防空气进入动脉,造成气栓栓塞。在抽血以及调零后应立即将三通的大气端用肝素帽盖上。

7. 动脉穿刺管只供测压及抽取动脉血标本使用,严禁注射、加药等。

8. 防止出血、血肿。穿刺失败及拔管后不能有效压迫,是引起出血和血肿的原因。拔出动脉穿刺管时,局部压迫 5～l0min,观察无渗血后用纱布和宽胶布加压包扎,30min 后解除。

【操作流程图】

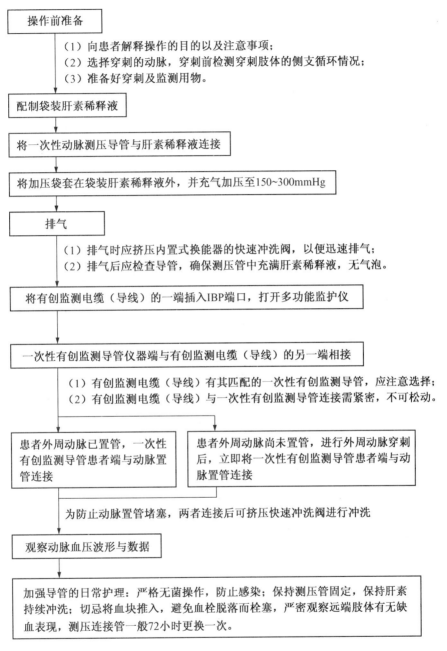

```
        ┌─────────────────────┐
        │      操作前准备       │
        └─────────────────────┘
              (1) 向患者解释操作的目的以及注意事项;
              (2) 选择穿刺的动脉,穿刺前检测穿刺肢体的侧支循环情况;
              (3) 准备好穿刺及监测用物。
        ┌─────────────────────┐
        │   配制袋装肝素稀释液   │
        └─────────────────────┘
        ┌───────────────────────────────────┐
        │ 将一次性动脉测压导管与肝素稀释液连接   │
        └───────────────────────────────────┘
        ┌───────────────────────────────────────────────┐
        │ 将加压袋套在袋装肝素稀释液外,并充气加压至150~300mmHg │
        └───────────────────────────────────────────────┘
        ┌──────────┐
        │   排气    │
        └──────────┘
              (1) 排气时应挤压内置式换能器的快速冲洗阀,以便迅速排气;
              (2) 排气后应检查导管,确保测压管中充满肝素稀释液,无气泡。
        ┌───────────────────────────────────────────────┐
        │ 将有创监测电缆(导线)的一端插入IBP端口,打开多功能监护仪 │
        └───────────────────────────────────────────────┘
        ┌─────────────────────────────────────────────────┐
        │ 一次性有创监测导管仪器端与有创监测电缆(导线)的另一端相接 │
        └─────────────────────────────────────────────────┘
              (1) 有创监测电缆(导线)有其匹配的一次性有创监测导管,应注意选择;
              (2) 有创监测电缆(导线)与一次性有创监测导管连接需紧密,不可松动。
```

患者外周动脉已置管,一次性有创监测导管患者端与动脉置管连接	患者外周动脉尚未置管,进行外周动脉穿刺后,立即将一次性有创监测导管患者端与动脉置管连接

为防止动脉置管堵塞,两者连接后可挤压快速冲洗阀进行冲洗

```
        ┌─────────────────────┐
        │  观察动脉血压波形与数据 │
        └─────────────────────┘
```

加强导管的日常护理:严格无菌操作,防止感染;保持测压管固定,保持肝素持续冲洗;切忌将血块推入,避免血栓脱落而栓塞,严密观察远端肢体有无缺血表现,测压连接管一般72小时更换一次。

(黄金银)

二、中心静脉压监测

【实训目的】

1. 连续性监测中心静脉压,提供准确、可靠、连续的动态中心静脉压变化数据。

2. 及时了解病情变化和指导治疗。

【实训内容】

病情评估、中心静脉压监测方案、血压监测器材和设备准备、血压监测通路的建立、操作后评价、理论提问。

【实训方式】

1. 将每班分为两组,每组约 25 人,一位教师指导。

2. 教师示教,学生回示。

3. 学生 2～3 人一组练习,教师逐一纠正,督促学生自主练习。

【实训时间】

0.5 学时

【操作程序】

(一) 操作前准备

1. 用物准备 包括穿刺一般用物、中心静脉穿刺包、有创监测基本装置和抢救用物。

(1) 一般用物:无菌消毒盘,无菌手套、5ml 注射器及无菌穿刺包、输液装置。

(2) 根据需要选择合适的中心静脉穿刺包(图 3 - 2 - 11a),包内有聚氨酯导管(图 3 - 2 - 11b)、导丝套装(带助推器)、扩张管、穿刺针、蓝空针、手术刀、止血扣、5ml 注射器等。

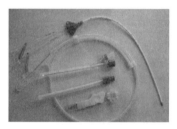 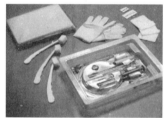 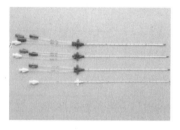

图 3 - 2 - 11a 中心静脉穿刺包   图 3 - 2 - 11b 各种导管

(3) 中心静脉压监测基本装置其余同有创动脉血压监测装置准备。

(4) 抢救用物:准备必要的急救药品、除颤仪等。

2. 患者准备

(1) 心理准备:向患者和家属进行解释,包括操作目的、意义、方法、潜在问题和如何配合等有关事项,消除患者思想顾虑,解除恐惧心理,取得良好配合。

(2) 选择置管途径:可经锁骨下静脉、颈内静脉、股静脉等进行置管,其中以颈内静脉为首选,其次为锁骨下静脉。

(3) 置管期间监测:应对患者进行心电、血压及经皮血氧饱和度的持续监测,及时发现置管过程中的病情变化。

(二) 测压步骤

1. 中心静脉穿刺 以颈内静脉穿刺为例。

(1) 平卧,头低 20°～30°或在肩下垫一薄枕,充分暴露颈部,头转向对侧(多取右侧穿刺)。

(2) 确定穿刺点:颈内静脉(图 3 - 2 - 12)穿刺常用低位进针法(中间入路)。进针点为胸锁乳突肌的锁骨头、胸骨头和锁骨三者所组成的三角区的顶点,针尖对准乳头。亦可取胸锁乳突肌(外侧缘)的中点或稍上方为进针点。

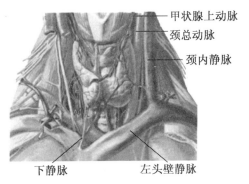

图 3-2-12　颈内静脉

（3）常规消毒皮肤后戴无菌手套,铺无菌巾。检查中心静脉导管是否完好,将导管内充满生理盐水,将各接口封闭。

（4）局部浸润麻醉后,右手持针与皮肤呈 30°～40°,向下向后及稍向外进针行颈内静脉穿刺,边进针边回抽,有明显回血表示进入颈内静脉。然后用中心静脉套管针以同样的方法进行穿刺。

（5）穿刺成功后放入导丝,拔出穿刺针,沿导丝送入静脉扩张管,扩张穿刺口后退出静脉扩张管,顺导丝送入中心静脉导管约 15cm,退出导丝（图 3-2-13）。

（6）用止血扣扣住中心静脉导管,用缝线固定止血扣,并用无菌透明膜覆盖（图 3-2-14）。

2. 连接静脉输液装置　中心静脉导管不测压时可作为输液的通路。

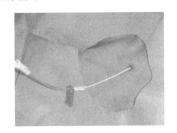
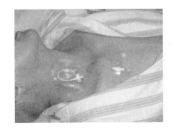

图 3-2-13　置入中心静脉导管　　　　图 3-2-14　导管固定

3. 测中心静脉压

（1）简易 CVP 监测法:插入中心静脉导管后,用三通将输液器及测压管相连,将测压管垂直固定在有刻度的标尺上（图 3-2-15）。测压管的零点应与右心房处于同一水平,即患者腋中线与第 4 肋间交界处。

测压方法:① 转动三通,使输液管与测压管相通,液面在测压管内上升,液面应高于患者实际的 CVP 值,同时液体不能从上端管口流出;② 调节三通,关闭输液通路,使测压管与中心静脉导管相通,测压管液面下降至停止的液柱高度,即为中心静脉压,用厘米水柱（cmH_2O）表示;③ 观察记录后,将测压管关闭,开放输液通路。虽然简易测法比较经济,但测量结果仍受许多人为因素的干扰（图 3-2-16）。

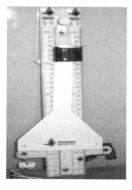

图 3-2-15　刻度板

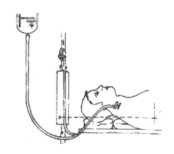

图 3-2-16　简易中心静脉压监测

（2）多功能监护仪监测法：关闭静脉输液，将中心静脉导管连接带有压力传感器的测压装置并接在监护仪上，监测中心静脉压波形和数据。

【操作流程图】

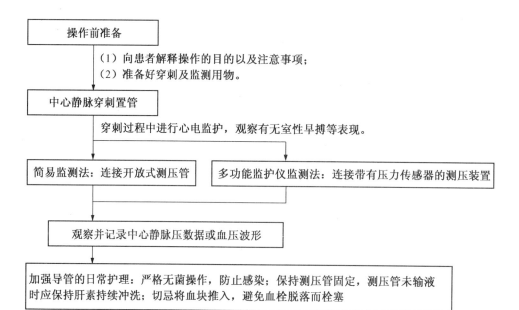

操作前准备

（1）向患者解释操作的目的以及注意事项；
（2）准备好穿刺及监测用物。

中心静脉穿刺置管

穿刺过程中进行心电监护，观察有无室性早搏等表现。

简易监测法：连接开放式测压管　　多功能监护仪监测法：连接带有压力传感器的测压装置

观察并记录中心静脉压数据或血压波形

加强导管的日常护理：严格无菌操作，防止感染；保持测压管固定，测压管未输液时应保持肝素持续冲洗；切忌将血块推入，避免血栓脱落而栓塞

（黄金银）

三、肺动脉压监测

【实训目的】

1. 提供精确、可靠、连续的血流动力学监测指标，评估左、右心室功能，为早期诊断提供依据。
2. 及时了解循环血容量的动态变化和周围血管状态。
3. 了解病情，指导治疗，观察疗效。

【实训内容】

病情评估、血压监测器材和设备准备、漂浮导管通路的建立配合、混合静脉血标本采集、

操作后评价、理论提问。

【实训方式】

小班约 55 人,多媒体示教室讲解。

【实训时间】

0.5 学时

【操作程序】

(一) 操作前准备

1. 用物准备　Swan-Ganz 漂浮导管(气囊检查;使用肝素盐水或生理盐水充满导管;使心导管远端与持续冲洗器、换能器相连通(图 3 - 2 - 17);测压装置(加压输液袋:使压力袋压力达 300mmHg,袋装 0.9% 生理盐水 500ml 内加入肝素 0.4ml,冲洗管,换能管,换能器盖,压力延长管,三通开关若干);穿刺物品(18 号穿刺针,8F 钢丝、扩张管、鞘管、尖刀、弯止血钳,缝针、缝线、持针器;若作切开法,尚需眼科剪、镊子等静脉切开器械);其他(消毒敷料:治疗巾、中单、大单、纱布、手术衣、手套;其他器械:巾钳、弯盘、小碗、大托盘、剪刀;生理盐水、局部麻醉药、肝素、抢救药品;最好有 X 线透视设备、除颤器)。

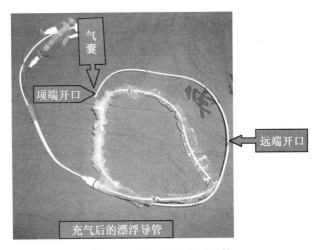

图 3 - 2 - 17　四腔漂浮导管

2. 患者准备

(1) 心理准备:对患者和家属进行解释,包括操作目的、意义、方法、潜在问题和如何配合等有关事项,消除患者思想顾虑,解除恐惧心理,并取得良好配合。

(2) 选择置管途径:可经锁骨下静脉、颈内静脉、股静脉等进行置管,其中以颈内静脉为首选,其次为锁骨下静脉。确定静脉穿刺部位后常规备皮 20cm×10cm。

(3) 置管期间监测:应对患者进行心电、血压及经皮脉搏血氧饱和度的持续监测,及时发现置管过程中的病情变化。

(二) 测压步骤

1. 肺动脉压测压管道连接　连接监护仪(配有心排血量测定模块)、冲洗液,整个测压管道用肝素生理盐水充盈,排净测压管内空气,关闭三通开关,备用。

2. 深静脉穿刺 以颈内静脉穿刺为例。

(1) 平卧:头低 20°～30°或在肩下垫一薄枕充分暴露颈部,头转向对侧(多取右侧穿刺)。

(2) 确定穿刺点:颈内静脉穿刺常用低位进针法(中间入路)。进针点为胸锁乳突肌的锁骨头、胸骨头和锁骨三者所组成的三角区的顶点,针尖对准乳头。亦可取胸锁乳突肌(外侧缘)的中点或稍上方为进针点。

(3) 常规消毒皮肤后戴无菌手套,铺无菌巾。检查无菌漂浮导管是否完好,将导管内充满生理盐水。气囊充气接头接注射器。其他接口封闭,防止气体进入深静脉。

(4) 局部浸润麻醉后,右手持针与皮肤呈 30°～40°,向下向后及稍向外进针行颈内静脉穿刺,边进针边回抽,有明显回血表明进入颈内静脉。然后用中心静脉套管针,以同样的方法进行穿刺。

(5) 穿刺成功后放入导丝拔出穿刺针,沿导丝送入静脉扩张套管针,退出导丝及套管针内芯,保留外套管。

3. 置入漂浮导管

(1) 沿外套管置入漂浮导管,将导管送入 15～20cm 时,其顶端到达右心房上部,将远端腔与压力传感器相连,以备压力监测。

(2) 向气囊注入约 0.6ml 气体,最好是二氧化碳,在压力监测的情况下,送入导管,此时气囊的漂浮作用,使导管随血流漂浮前进,当导管进入右心室内时,再充气 0.6ml。继续送入导管,插入过程中监护仪上可依次看到右心房压、右心室压、肺动脉压,直至出现肺动脉楔压波形(图 3-2-18)。记录各心腔和肺动脉的压力曲线和数据,测压完毕,给气囊放气,确定为肺动脉压图形,证明位置良好。

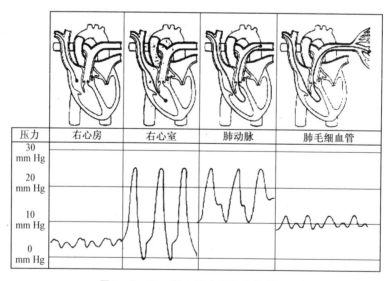

图 3-2-18 各心腔内的压力波形

4. 缝线固定导管,并用无菌透明膜覆盖。

(三) 测量方法

1. 确定零点 将压力传感器置于右心房水平,即患者腋中线与第四肋间交界处。

2. 调试零点　转动传感器侧的三通开关,并打开压力传感器排气孔,使压力传感器与大气相通,启动监护仪零点校正键,当监测仪数字显示零或±1时,提示调试零点成功。

3. 调节三通开关,使远端腔与压力传感器相通。

4. 向导管气囊内注入 1.0～1.2ml 气体,一般不超过 1.5ml。由右向左分流的患者应使用二氧化碳充气,因为二氧化碳在血液内溶解度较空气大 20 倍,不易出现气栓。

5. 气囊充气后导管随血流进入肺动脉分支嵌塞,即可测出肺动脉楔压。

6. 为防止造成肺动脉栓塞,测压后应立即将气囊内气体放掉,一般充气嵌顿时间应小于 15s。

(四) 注意事项

1. 遵守无菌操作原则。

2. 测压管道内必须保持液体充盈,可用肝素生理盐水 2～4ml/h 持续冲洗,保持导管通畅,注意不能有气泡进入。

3. 测压前应检查压力传感器是否放置水平,注意压力定标是否合适、传感器的零点位置是否正确。

4. 导管尖端应位于左心房同一水平,因肺毛细血管的充盈取决于肺动脉压(Pa)、肺泡压(PA)、肺静脉压(Pv)及左心房压(LAP),又与肺血流量和通气有关。肺上部(1 区)通气多而血流少,(PA>Pa>Pv);肺中部(2 区)通气和血流相似,Pa>PA>Pv;肺下部(3 区)血流多而通气少,Pv>PA>Pa。故导管尖端应停于 3 区与左心房相平水平位置,若位置高或呼吸机采用 PEEP 时,则 PAWP>LAP。

5. 持续监测时,导管顶端宜在肺动脉内。测定 PAWP 时向气囊充气,尽量缩短嵌顿时间,应小于 2～3 分钟,以防止肺梗死的发生;测压间隙,导管气囊应处于放气状态。

6. 影响 PAWP 的因素很多,应在呼气末测量。当使用 PEEP 时,每增加 0.49kPa($5cmH_2O$),PAWP 将升高 0.13kPa(1mmHg);此外,PEEP 使血管内压升高,而当肺顺应性差时,对 PAWP 影响不明显。

7. 及时纠正影响压力测定的因素,如测压时应关照患者平静呼吸,有躁动、抽搐、呕吐、咳嗽及用力时可影响测定值的准确性,应在患者安静 10～15min 后再行测压,以免影响CVP 及 PAP 数值。

8. 加强心电监护,一旦发生心律失常,需缓慢调整导管位置,或待心律失常缓解后再重新推进。

9. 测压持续时间一般为 72 小时,长期监测可发生栓塞或感染;插管处须每日更换敷料。

10. 拔管后,局部加压包扎 2～4 小时。拔管后 24 小时内应继续监测血压、脉搏及渗血等情况。

(李娟)

四、心排血量监测

【实训目的】

监测心排量,反映心血管功能状态,及时正确诊断和指导治疗患者。

【实训内容】

温度稀释法测心排血量,持续心排血量监测。

【温度稀释法测心排血量操作程序】

(一)测量方法

1. 仪器和工具 仪器品种型号各异,选择可行温度稀释方法测 CO 的监测仪及配套模块、导联线。工具与漂浮导管置入法见肺动脉压监测技术。

2. 操作步骤

(1)开机预热,检查仪器功能是否良好,按下机内标准测试键,显示标准 CO,证明仪器工作正常。

(2)接上漂浮导管,连通热敏电阻的温度接头及指示剂温度探头,显示血温和冷盐水温度。

(3)观察 PAWP 波形,测试漂浮导管在肺动脉内的位置是否满意,并将导管冲洗一次,热敏电阻如碰到肺动脉壁,CO 测定结果偏高,应调整导管位置。

(4)启动心排血量测定仪,将有关数据输入计算机,包括患者身高、体重、体温、体外对照冰盐水温度(准确)等,调至预备工作状态。

(5)抽好指示剂,准备注射,按下计算开关,看到或听到注射指示剂信号,既出现"READY"闪光,立即自导管 CVP 接口快速将液体于 3s 内全部注入。注入后 15s,测定仪显示心排血量(CO)数值,并记录出温差曲线。为减少误差,一般需重复测 3 次,取平均值。

(二)影响因素和注意事项

1. 注射生理盐水的温度 一般情况下用 0～4℃生理盐水均可测出 CO,最好是生理盐水温度与肺动脉血温相差 10℃。此外,室温和操作者的手部温度,可影响温度稀释法的准确性,在正常操作的条件下,就会有 17.3% 的温度稀释作用消失。

2. 导管和容量的组合 最大注射容量 F_7 导管为 10ml,F_5 导管为 5ml。容量太大和注射液温度过低,测到的 CO 偏高;容量太小和注射液温度较高,温度变化就少,则测到的 CO 偏低或测不到 CO。

3. 注射速度 不可太慢,一般 4～13s,不然测不到 CO 或读数偏低。此外,两次测量 CO 的间隔时间不可太短,不然会发生基线不稳或呈负向基线,延长注射间隔时间,使肺动脉血液温度回升,室温注射液要间隔 35s,用冰生理盐水注射需间隔 70s。

4. 呼吸、心率、体位和肢体活动的影响 均可使 CO 基线波动,呼吸使肺动脉血温变化 0.01～0.02℃,呼吸困难时则变化更大,甚至影响测量结果,如不能停用呼吸机,应在两次呼吸之间注射生理盐水测量 CO,取 3 次平均值。

5. 测不到 CO 的原因 温度稀释法测量 CO 的范围是 0.5～20L/min。在测不到 CO 时,应分析原因,可能患者本身的 CO 较低,也可能测量方法存在问题,如心脏扩大后,漂浮导管在较大的右心室内打圈,注入盐水随血流到肺动脉的时间延长,温差减小,会测不到 CO,此时应调整导管位置,并加大注射盐水的容量及降低盐水温度,再次测量,可能获得成功。

【持续心排血量监测操作程序】

测量方法如下:

1. 仪器和工具　持续心排量监测仪及导联线,光纤肺动脉导管置入法与工具基本同漂浮导管置入法。

2. 操作步骤

(1) 连接患者线的导管末端和彩色编码的导管离解器。

(2) 确定导管正确地连接到患者身上。当系统连接正确时,下列信息会显示"Press CCO key to begin CCO monitoring"。

(3) 按 CCO 键。仪器将开始测量程序,并显示下列信息"Collecting CCO data",大约3～6分钟,得到足够数据后,一个 CCO 值会在左边出现。

(4) CCO 数据会在趋势曲线图上标出。闪动框框表示最新 CCO 值。新的值输入后,数字显示会随着更新(每 30～60s),并且图形上会用一个点显示。

(李娟)

五、PICCO 监测技术

【实训目的】

1. PICCO (pulse indicator continuous cardiac output),即脉波轮廓温度稀释连续心排血量监测技术。简便、精确、连续监测心排血量、外周血管阻力、心排量等变化,使危重血流动力学监测与处理技术得到进一步提高。

2. 了解病情,指导治疗,观察疗效。

【实训内容】

PICCO 置管配合,导管的护理、操作后评价、理论提问。

【实训方式】

小班约 50 人,多媒体示教室讲解。

【实训时间】

0.5 学时

【操作程序】

(一) 操作前准备

1. 用物准备　1 副无菌中心静脉留置导管(双腔),1 副动脉导管,1 套 PICCO 套件包括1 只温度传感器、1 根带有动脉压力测量腔的热稀释导管,2 套换能器以及相应的监护仪模块和 PICCO 导线,8℃ 以下的无菌盐水 100ml,无菌肝素盐水(肝素 25mg 加入 NS 500ml中),加压袋,穿刺消毒物品,抢救物品和药品。

2. 患者准备　向患者及家属作解释,说明行 PICCO 监测的意义、方法及配合要求,消除患者恐惧、害怕心理,得到患者的理解和合作。建立静脉通路,连接心电监护仪,躁动患者按医嘱用镇静剂。

(二) PICCO 置管配合

1. 调试好监护仪的测压屏幕,连接好测压装置和冲洗装置,接好除颤监护仪,连续监测患者的心律变化,以便及时发现心律失常,并随时准备意外时除颤。

2. PICCO 置管。患者取去枕平卧位,头偏向穿刺对侧。局麻下右颈内静脉或锁骨下静脉穿刺行中心静脉置管,有效固定,导管主腔接三通后分别接温度传感器测温、接换能器测压。

3. 配合医生行股动脉穿刺,穿刺成功后置入 PICCO 专用动脉导管,有效固定,一腔连接带 PICCO 模块的监护仪测量动脉血温,另一腔接换能器测量动脉压(见图 3-2-19)。

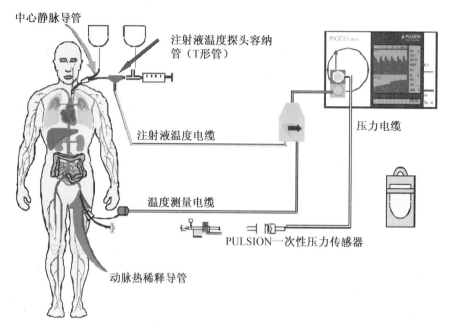

图 3-2-19 PICCO 监测连接示意图

(三) 生理指标测量

1. 换能器调零。置管完成后股动脉换能器和中心静脉换能器分别调零。

2. 测压调零完成,可持续监测动脉血压和中心静脉压。

3. PICCO 定标。PICCO 监测前行 PICCO 定标(即心排出量 CO)定标。定标前中心静脉停止输液 30s 以上,经中心静脉内快速注射(4s 内匀速输入<8℃盐水 10~15ml),测动脉导管尖端的热敏电阻测量温度下降的变化曲线,通过分析热稀释曲线,自动计算得出 CO。重复上述操作三次,取平均值。

4. 按照监护仪屏幕提示操作,可以将整个热稀释过程绘制成热稀释曲线,并自动对该曲线波形进行分析,得出一基本参数,然后结合 PICCO 导管测得的股动脉压力波形,得出一系列具有特殊意义的重要临床参数。

(1) 心排血量与心指数(CO/CI):注一次冰水就可以显示出两者的精确数值,而且以后不需要注射冰水就可以连续显示。

(2) 心脏舒张末总容积量(global end diastolic volume,GEDV):该参数是目前最能精确反映心脏前负荷的指标,它优于一般使用的中心静脉压(CVP)和肺毛细血管嵌入压(PCWP),可以不受呼吸和心脏功能的影响,真正反映心脏的前负荷数值。

(3) 胸腔内总血容量(ITBV):可以精确反映患者的血容量情况,指导临床输液治疗。

(4) 血管外肺水(EVLW):它是目前为止监测肺水肿最具特异性的量化指标。

（5）其他指标：血压（BP）、心率（HR）、每搏排出量（SV）、体循环阻力（SVR）、心功能指数（CF1）、心肌收缩指数。

（四）PICCO 导管护理

1. 保证监测的准确性　PICCO 仪定标采用的是"热稀释"法，一般为 8h 1 次。应注意：

（1）每次 PICCO 定标至少 3 次以上。

（2）定标的液体一般为冰盐水（要求与血液温度相差 12℃），10～15ml。

（3）4 s 内匀速注入。

（4）定标首次测量前需暂停中心静脉输液 30s 以上。

（5）心律失常、主动脉瘤、主动脉狭窄、动脉栓塞等会出现特殊的动脉波形导致测量的不准确，应及时汇报医生并做好记录。

2. 保持导管通畅　保证 PICCO 导管的连接通畅，避免打折、扭曲，并予妥善固定。保证持续压力套装的压力维持在 150～300mmHg，如导管内有凝血而发生部分堵塞而导致波形异常时，应及时抽出血块加以疏通，冲洗管道时严防空气进入。

3. 严格遵守无菌操作，防止感染　患者动脉导管置入处每日用安尔碘消毒，更换敷贴。观察穿刺处有无红肿、渗血，遵医嘱予抗生素抗感染。一般 PICCO 导管留置时间可达 10d，若患者出现高热、寒战，应立即拔除导管，并留导管尖端作细菌培养。

4. 并发症观察和护理　密切观察患者术肢足背动脉搏动、皮肤温度及血液供应情况，测量腿围，观察有无肢体肿胀和静脉回流受阻，以尽早发现下肢有无缺血情况。一旦发现患者术肢足背动脉搏动较弱、皮肤温度明显低于另一侧者，可立即采取保温、被动活动肢体等措施。

5. 拔管护理　患者病情稳定，血流动力学各项指标正常，可考虑拔管。动脉导管拔除后按压 15～30min 加压包扎，予 1.0～1.5kg 砂袋压迫 6～8h，同时观察肢体温度、颜色及足背动脉搏动情况。

（费素定）

任务三　动脉血气监测标本留取与测定

【实训目的】

判断血液酸碱度，观察血液中气体成分的动态变化。

【实训内容】

用物准备、穿刺动脉血液标本采集、血气标本测定。

【实训方式】

1. 将每班分为两组，每组约 25 人，一位教师指导。

2. 教师示教，学生回示。

3. 教师对每一位学生逐一纠正，督促学生自主练习。

【实训时间】

0.5 学时

【操作程序】

（一）操作前准备

物品准备及质量检查：动脉采血器或肝素冲洗过的一次性 2ml 注射器 1 副,橡皮塞、皮肤消毒剂、棉签。

（二）操作步骤

1.单次动脉血液标本采集法

（1）动脉选择：一次动脉血采血可选用表浅、易于穿刺的动脉。动脉采血常选部位为桡动脉,其他还可选择足背动脉、肱动脉、股动脉等。评估穿刺部位皮肤及动脉情况,局部有无瘢痕、红肿。

（2）穿刺方法

1）携用物至患者旁,核对后协助患者取舒适体位,暴露穿刺部位。

2）向患者说明动脉采血的意义、目的和必要性以及要做哪些步骤和注意事项,以取得患者的理解和配合。

3）触摸动脉搏动最明显处定位,以穿刺点为中心,环形消毒,直径大于 5cm,连续消毒 2 次。

4）术者左手食、中指消毒后触摸到动脉搏动最强处或腕横纹上两横指处,右手持针,针头斜面向上,逆血流方向与血管成 45°～60°角刺入。穿刺后不必抽吸,如确刺入动脉,血液可自行进入针内。待血量够 1ml 时,在拔针同时按压动脉穿刺部位,动脉穿刺部位按压 5～10min(拔出针头后交另一人按压)。将拔出针头刺入橡皮塞,与空气隔绝。双手来回搓滚注射器 5～15s,使肝素溶液与血样充分混合,以防血液凝固。

5）血标本抽取后,应记录采血时间、患者体温、吸氧条件、潮气量、呼吸频率及型态等,作为参照指标,以便于临床正确分析。不考虑吸氧条件而做的血气分析诊断是没有意义的。

6）标本应尽快送检,或在重症监护室内配备的床旁血气酸碱分析仪上检测,以免影响结果。

2.动脉直接测压导管血液标本采集法

（1）准备 5ml 的无菌注射器 2 副,肝素冲洗过的一次性 2ml 注射器 1 副。

（2）在测压管接近患者的三通处抽取血液标本。

（3）三通 OFF 端朝向患者(患者动脉端关闭),打开三通盖子,接上 5ml 注射器,转三通 OFF 朝向冲洗液,抽拉注射器,三通见到血液后,三通 OFF 端朝向患者(患者动脉端关闭,避免动脉血外流),脱离注射器弃去,弃去的为肝素生理盐水稀释液。

（4）接上第二个注射器,抽拉注射器大约 5ml 后,再关闭患者动脉端,此为血液和肝素稀释液的混合物,需严格无菌操作,以备重新注回患者体内,防止患者因频繁抽取血液标本而造成失血过多。

（5）用肝素冲洗过的一次性 2ml 注射器抽取 1ml 动脉血,关闭患者动脉端。有血标本的注射器针头刺入橡皮塞,与空气隔绝。双手来回搓滚注射器 5～15s,使肝素溶液与血样充分混合,以防血液凝固。

(6)把第二个注射器的血液注入患者动脉内,用快速冲洗阀冲洗管道和三通,防止血凝块形成。

近年来,临床上采用10ml注射器在换能器的三通处抽取肝素生理盐水稀释液,弃去。在测压管接近患者的三通处抽取血液标本,血液和肝素稀释液的混合物始终在测压管内,可减少污染。

(三)血气标本测定

现代血气分析仪操作简单,多可按屏显"菜单"提示执行。但细节不能忽视,必须严格按照操作规程进行。日常操作人员均须训练合格。目前在各重症监护室内均配备有不同的血气酸碱分析仪,利于危重患者的血气酸碱监测。

1. 进样前　操作者留取血标本后多采用搓动注射器方式,然后拔除针头,并将注射器尖部内血液或气泡排弃,准备进样。

2. 进样操作　当进样孔中探针完全伸出后,使探针置入注射器内血样中(探针不可触及注射器内壁及活塞),再按 ENTER 键一次,等待吸样完毕,探针自动回缩。其后检测自动进行。

3. 结果观察　当分析结果打印后,操作人员应对其立即审视,凡带"?"的结果应立即采取相应措施,消除可能的原因。对结果特别异常者,应立即汇报医生,积极采取治疗措施。

【单次动脉血液标本采集法操作流程图】

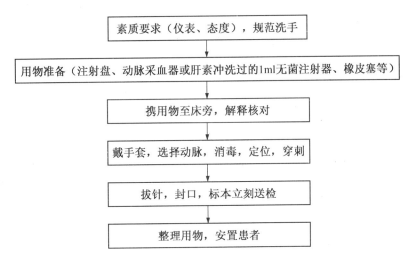

（邵亚娣　费素定）

任务四　脑功能监护(颅内压有创监测)

【概况】

正常成人颅内压力为 $80 \sim 180 mmH_2O$。颅内压增高(颅高压),系指颅腔内容物对颅腔壁所产生的压力超过 $200 mmH_2O$。颅高压可导致一系列临床症状,如头痛、呕吐、视盘水肿、意识障碍和脑疝等。单纯依靠临床观察发现颅高压往往为时过晚,需要对颅内压进行动态监测。有了颅内压监测,才能合理地掌握和选择降低颅内压的治疗措施与时机,较好地控制颅内高压,减少脑疝的发生,降低死亡率。实施的指征:

1. 所有开颅术后的患者。

2. CT 显示有暂不必手术的损伤,但 GCS 评分＜7 分,该类患者有 50％可发展为颅内高压。

3. 虽然 CT 正常,但 GCS＜7 分,并且有下列情况两项以上者:① 年龄＞40 岁;② 收缩压＜11.0kPa;③ 有异常的肢体姿态,该类患者发展为颅内高压的可能性为 60％。

一、颅内压有创监测(ICP)

颅内压监护是指通过各种小型的颅内压计对颅内压进行直接监测。原理是将颅内压力传送到压力传感器,通过压力换能器和定标器再经信号放大器加以放大后在监护仪上显示记录。准确可靠的连续 ICP 监测,可提供颅内压变化的客观资料,尤其是能及时发现即将发生的急性脑压迫,但监测技术难度大、费用高,在国内难以推广和普及。根据颅内压计放置位置的不同,颅内压测量方式有三种:

1. 脑室内测压　在颅缝与瞳孔中线交点处行颅骨钻孔并行脑室穿刺,或在手术中置入细硅胶管,导管可与任何测压装置相连接。脑室内测压最准确,且可通过引流脑脊液控制颅内压,但有损伤脑组织的风险,在脑严重受压而使脑室移位或压扁时也不易插管成功。此外,导管也容易受压或梗阻而影响测压的准确性。脑室内测压最严重的并发症是感染,因此管道内必须保持绝对无菌并防止液体反流。

2. 硬膜下测压　即将带有压力传感器的测压装置置于硬脑膜下、软脑膜表面,可以避免脑穿刺而损伤脑组织,但准确性较脑室内测压差,感染仍是主要风险。

3. 硬膜外测压　将测压装置放在内板与硬膜之间,无感染风险,但准确性最差。

二、无创颅内压监测(NIP)

NIP 系列无创颅内压监测仪,是一种稳定性高、可靠性好、检测精度高的新一代颅内压监测设备,包括闪光视觉诱发电位和无创脑电阻抗监测等,可以实现连续颅内压监测,但因为它们均是间接地通过电生理的方法估算的颅内压,受年龄、脑代谢状况、颅内病变部位、病种和全身状况等多方面因素的影响,结果准确性较有创监测稍差。

【实训目的】

了解监测颅内压方法,便于及时发现和处理病情变化。

【实训内容】

主要了解颅内压有创监测方法和护理。

【实训方式】

1. 全班学生先进行理论授课,教师介绍脑功能监测的目的、种类和注意事项。将每班分成两组,每一大组约 26 人,一位老师指导。

2. 教师强调持续 ICP 有创监测期间的观察重点、护理措施和注意事项。

3. 因此操作属于特殊检查,难度大,只要求学生了解。

4. 整个操作教师进行分析和讲解。

【实训时间】

1 个学时。

【操作程序】

(一) 操作前准备

1. 用物准备

(1) 一般用物:消毒盘、无菌手套等。

(2) 有创监测基本装置。

1) 一次性有创监测测压管道,由压力传感器、冲洗连接管、旋锁接头延长管及三通组成。

2) 冲洗装置:包括加压袋和袋装肝素生理盐水(0.9%氯化钠溶液 500ml 中加肝素 10~20mg)。

(3) 颅内压监护仪一台。

2. 患者准备 患者均行颅内引流术。

(二) 操作步骤

1. 患者取头部水平卧位,固定压力传感器与耳尖在同一水平。

2. 颅内引流管连接一只三通管,侧通道接引流袋,直通管接一次性压力监测套,扣于模式压力传感器接监护仪,彼此紧密连接持续监测颅内压。

3. 压力传感器的另一端再接一只三通管,侧通道作调零口(不调零时用无菌肝素帽封闭),直通道连接冲管用生理盐水。

4. 测压时将三通管引流通道关闭,开通测压通道。

5. 将侧口打开调零后盖上即可从监护仪显示屏观察到颅内压波形及压力。

(三) 操作注意事项

1. 确保监测装置正常 正确连接监测装置,监测前对监护仪进行性能测试,使各部件工作正常,无机械性误差,减少故障报警,减少不良刺激,每次监测前均要校准"0"点。监护时患者保持平卧或头高 10°~15°为宜,妥善保护监测装置的接头导线,防止扭曲、折叠或脱出,定时校正"0"点。

2. 保持 ICP 监测的准确性 各种因素如翻身、吸痰、躁动、尿潴留等,均可影响 ICP 值。因此,操作动作必须轻柔,尽量减少刺激,及时发现、排除外界因素的干扰。必要时使用镇静剂,让患者平静后测量,确保 ICP 监测的准确性。

3. 保持呼吸道通畅 注意观察患者的呼吸频率、节律等。

4. 保持引流管通畅 严密观察、准确记录引流量及颜色,防止引流管堵塞、扭曲、脱出。

5. 预防感染,严格无菌操作 各管道接头每天消毒 1~2 次,并用无菌纱布包裹,患者头下铺垫无菌巾,每 4h 更换 1 次,颅内压监测一般不超过 5 天。

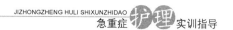
【颅内压有创监测操作流程图】

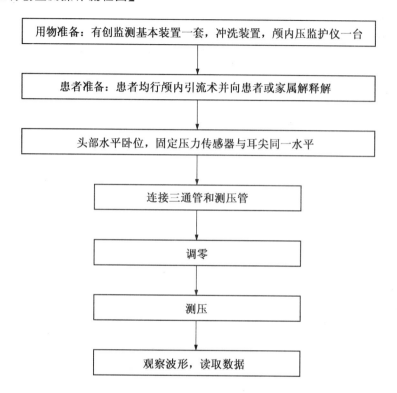

用物准备：有创监测基本装置一套，冲洗装置，颅内压监护仪一台

患者准备：患者均行颅内引流术并向患者或家属解释解

头部水平卧位，固定压力传感器与耳尖同一水平

连接三通管和测压管

调零

测压

观察波形，读取数据

（孙孝君）

附：常见急危重症患者评估及护理措施记录单

表1　Ramsay镇静评估法

水平（等级）	临床描述
Ⅰ	焦虑和兴奋
Ⅱ	安静,合作,具有定向维持
Ⅲ	对语言指令有反应
Ⅳ	睡着,对光刺激反应敏感
Ⅴ	睡着,对刺激反应迟钝
Ⅵ	睡着,对刺激无反应

表2　跌倒\坠床高危患者评估及护理措施记录单

病区	床号		姓名	年龄	住院号

危险因子（可多选）	分值	日期						

病区　　　　　　床号　　　　　　　　姓名　　　　　　年龄　　　　　住院号

危险因子(可多选)			分值	日期				
跌倒／坠床危险因子评估	1	年龄≥65岁	1					
	2	曾有跌倒史	1					
	3	体能虚弱	3					
	4	头晕低血压	2					
	5	意识障碍	1					
	6	视力障碍	1					
	7	活动障碍	3					
	8	服用影响意识或活动的药物 □散瞳孔　　　□镇定安眠剂　　　□降压利尿剂　　□镇挛抗癫剂　　□麻醉止痛剂	1					
	9	无陪伴人员	1					
总评分								
预防跌倒／坠床护理措施	1	挂预防跌倒标识于床尾,以提高警惕						
	2	教导使用呼叫铃及放置适当位置						
	3	告诉患者及家属发生跌倒的危险性,给予预防跌倒宣教单						
	4	告知起床时要有人搀扶						
	5	使用床栏,且检查床栏功能 (□正常　　□有摇晃或松动)						
	6	使用约束带						
	7	告知患者和家属正服用会导致跌倒的药物						
	8	指导患者避免急速转换体位						
	9	指导患者及家属了解目前的行动能力或限制的活动						
	10	建议家属24小时陪护						
	11	其他:						
护士签名: 签名								

注:护理措施执行打钩。

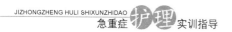

表3　压疮危险因素评估及护理措施记录单

病区　　　　　　　　　　　　　　床号　　　　　　　　　　　姓名

年龄　　　　　　　　　　　　　　住院号　　　　　　　　　　诊断

评分内容 （Braden 评分法）	分值	日　　　　　　期										
感觉：对压迫有关的不适感受能力	1～4											
潮湿：皮肤暴露于潮湿的程度	1～4											
活动：身体活动程度	1～4											
活动能力：改变和控制体位的能力	1～4											
营养：通常摄食状况	1～4											
摩擦力和剪力	1～3											
总评分												
护理措施												
护士签名												

备注：1. 评分15～18分低度危险、13～14分中度危险、10～12分高度危险、≤9分非常危险；评分＜12分应每天评估皮肤情况并记录。

2. 护理措施：① 使用气垫床　② q2h 翻身　③ 局部减压　④ 皮肤清洁　⑤ 换药　⑥ 防皮肤擦伤　⑦ _____ ⑧ _____

表 4　危重患者转运交接记录

患者姓名：　　　　　性别：　　　　　住院号：　　　　　　诊断：

时间	患者意识				导管情况				皮肤情况				药物情况			物品交接				转出科室	护送者签名	转入科室	接收者签名
	清醒	烦躁	嗜睡	昏迷	吸氧管	输液管	导尿管	其他	完整	压疮	部位	面积	液体(瓶)	药物名称	微泵总量/走速	X片(张)	CT(张)	MIR(张)	其他				

项目四　综合情景模拟演练

任务一　创伤救护

【实训目的】

1. 能应用 SOAP 公式对病情进行全面评估。

2. 拟订适合患者的抢救方案并组织实施。

3. 培养护生组织协调和团队合作的能力。

【实训内容】

应用 SOAP 公式进行病情评估、拟定抢救方案、准备抢救器材、按既定方案进行救护、操作后评价、理论提问。

【实训方式】

1. 将每班分为两组,每组约 25 人,一位教师指导并考核。

2. 学生 3 人一组作为救护员,按教师给出的病例进行评估、分析,拟订方案并执行,患者角色由另一组的学生派出 1 人担任。

3. 教师对同学拟定的抢救方案、执行情况、组内分工合作等情况进行逐一评价,指出不足,指导和督促学生自主练习。

4. 以小组为单位进行考核。

【实训时间】

2 学时

【案例】

青年男性,约 30 岁,倒在街边被路人发现。伤员神志清,自诉被人用水果刀刺伤左肩部、左上臂、左胸部,右小腿被棍棒击打。查看左肩部、左上臂伤口出血,左胸部伤口有带气泡的血液冒出,呼吸急促,伤员右小腿疼痛、畸形,有皮肤擦伤。

【操作程序】

(一) 操作前准备

1. 案例复习与分析　小组成员对案例进行讨论、分析,明确伤员的伤情,决定处理程序。

2. 人员分工　确定每位小组成员在抢救中应承担的任务,确定指挥者。

3. 用物准备　绷带、三角巾、辅料、各种规格的夹板、担架等。

4. 患者准备　由学生扮演,该生必须熟悉所提供案例的伤情。

（二）操作步骤

1. 评估伤员意识状态,按照 ABCBS 程序评估伤情,启动 EMSS,寻求医务人员帮助。

2. 立即处理胸部穿透性损伤,检查伤口是否有异物,如有异物禁止拔出并固定异物,如无异物立即封闭伤口,包扎固定。

3. 肩部、左上臂伤口包扎固定。

4. 进行右下肢骨折固定。

5. 半卧位搬运伤员。

【操作流程图】

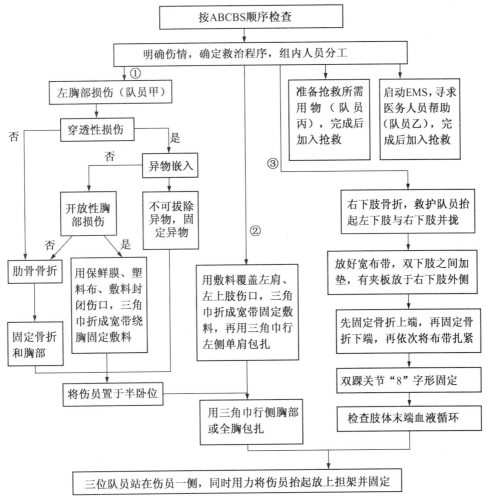

（黄金银）

任务二 现场CPR

【实训目的】

拟订适合院外心跳、呼吸骤停患者的抢救方案并组织实施;培养学生的组织协调和团队合作的能力。

【实训内容】

紧急情况下进行病情评估、拟订抢救方案、按既定方案进行救护、操作后评价、理论提问。

【实训方式】

1. 将每班分为两组,每组约25人,一位教师指导并考核。

2. 学生3人一组作为救护员,按教师给出的病例进行评估、分析;拟订方案并执行。

3. 教师对同学拟订的抢救方案、执行情况、组内分工合作等情况进行逐一评价,指出不足,指导和督促学生自主练习。

4. 以小组为单位进行考核。

【实训时间】

1学时

【案例】

2009年11月19号上午9时,宁波某高校一位男大学生,在校运动会跑完5000m比赛后突然出现心跳、呼吸骤停。在旁的学生在30s内进行了现场的心肺复苏术。6min后患者心跳、呼吸恢复。10min后意识恢复,120救护车也到达现场,送患者作进一步检查。如果您就在现场,面对这样的情景,该怎么办?

【操作程序】

(一)操作前准备

1. 案例复习与分析 小组成员对案例进行讨论、分析,明确伤员特发的病情,决定处理程序。

2. 人员分工 确定每位小组成员在抢救中应承担的任务,确定指挥者。

3. 用物准备 心肺复苏模拟人。

(二)操作步骤

1. 第一个救护员评估患者意识,评估呼吸;第二个救护员维持秩序;第三个救护员打120急救电话。

2. 第一个救护者解开患者的衣领,让患者就地仰卧于运动场上。

3. 评估颈动脉搏动,无颈动脉搏动,行胸外心脏按压。开放气道,进行口对口人工呼吸。

4. CPR 5个循环后检查患者的呼吸、颈动脉搏动,若未恢复,由第三个救护员进行口对口的人工呼吸、胸外心脏按压。

5. 6min 后患者心跳、呼吸恢复,翻转患者体位,给予患者侧卧位。

6. 救护车到达后,用四人搬运法搬运患者至救护车。

【操作流程图】

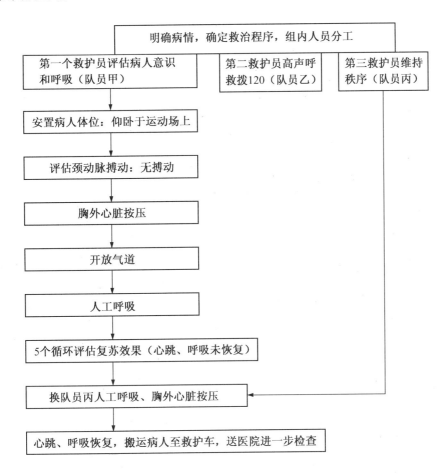

（费素定）

任务三 院内CPR

【实训目的】

拟订适合院内心跳、呼吸骤停患者的抢救方案并组织实施;培养学生的组织协调和团队合作的能力。

【实训内容】

紧急情况下进行病情评估、拟订抢救方案、按既定方案进行救护、操作后评价、理论提问。

【实训方式】

1. 将每班分为两组,每组约 25 人,一位教师指导并考核。

2. 学生 3 人一组作为抢救人员,按教师给出的病例进行评估、分析,拟订方案并执行。

3. 教师对同学拟订的抢救方案、执行情况、组内分工合作等情况进行逐一评价,指出不足,指导和督促学生自主练习。

4. 以小组为单位进行考核。

【实训时间】

1 学时

【案例】

孙女士,因胸痛、心电图提示急性心肌梗死于 2011 年 12 月 15 日 9 时被收入宁波市第一医院 CCU 病房。入院后给予心电监护,氧气吸入,在急诊 PTCA 准备过程中,突然心跳、呼吸停止。作为病房护士应如何组织抢救。

【操作程序】

1. 发现患者心跳停止,立刻呼救。

2. 安置患者心肺复苏体位,去枕仰卧,患者背部下垫复苏板。

3. 两人行院内 CPR,一抢救者行胸外心脏按压,另一抢救者开放气道,简易呼吸囊人工呼吸。心脏按压与人工呼吸之比为 30∶2。

4. 连接除颤器/监护仪,如 VF/VT,给予电击除颤一次,5 个循环或 2 分钟后再检查心律。如仍为 VF/VT,再给予电击除颤一次,重复操作。

5. CPR 时,配合气管插管,给予通气支持。此时人工呼吸按每分钟 8～10 次进行,胸外心脏按压按至少 100 次/min,在心脏按压时无须停止人工呼吸。

6. 开通静脉通路,给予肾上腺素等复苏药物。

7. 寻找可逆性原因并进行治疗。

【操作流程图】

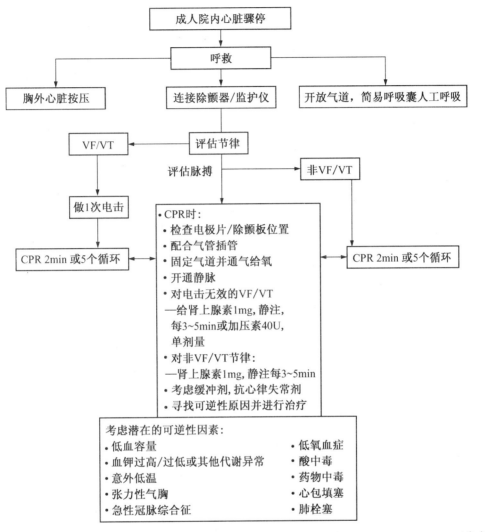

（费素定）

任务四　呼吸衰竭救护

【实训目的】

培养学生能正确监测急性呼吸衰竭患者的病情变化,正确处理病情,为及时抢救创造条件;增强急救综合能力,培养团队合作精神。

【实训内容】

呼吸衰竭患者的救护,包括机械通气、氧疗、药物治疗、病因治疗及营养支持,并实施相应的护理程序。

【实训方式】

1. 将每一班分成两组,每组约 25 人,一位教师指导。

2. 教师展示病例并引导学生综合分析病情。

3. 教师安排 3~4 人为一小组进行救护,要求分工明确、正确处理病情、团队协作能力强,并注重人文关怀,其余学生评价该组同学的实训效果,总结其优劣之处。

4. 教师对同学拟订的抢救方案、执行情况、组内分工合作等情况进行逐一评价,指出不足,指导和督促学生自主练习。

5. 以小组为单位进行考核。

【实训时间】

2 学时

【案例】

患者女性,84 岁,入院后 3 小时在静脉吸入复合全麻下顺利完成胆囊切除术。术后回外科病房行抗生素、吸氧、雾化吸入治疗。术后第 1、2 天生命体征正常。术后第 4 天突然出现胸闷、气促、发绀、端坐呼吸、咳嗽无力,呼吸 50 次/min 以上。吸氧情况下 $SaO_2 < 70\%$,$PaO_2 < 60mmHg$,$PaCO_2 > 50mmHg$,且血压下降,患者意识时清时朦胧,急送 ICU 救治。根据该病例设计救护程序。

【操作程序】

(一)操作前准备

1. 用物准备 包括气管插管用物、呼吸机、多功能监护仪、吸引器、吸痰管、吸氧装置、血气分析仪、静脉输液用物、气道湿化用物、无菌手套、无菌治疗盘。

2. 患者准备 核对病情,解释安慰患者。

(二)操作步骤

1. 核对解释,监测生命体征,评估病情。

2. 配合气管插管,接呼吸机,做好气管插管护理,呼吸机应用的管理。

3. 每隔 1h 气管内注入生理盐水 5ml,2min 后吸净气道内分泌物。如此反复多次。

4. 严密监测病情,包括意识、生命体征、氧饱和度、自主呼吸频率、节律、潮气量,定时抽取动脉血进行动脉血气分析。

5. 拔管后送回病房继续常规导管吸氧、抗生素等综合治疗。

【操作流程图】

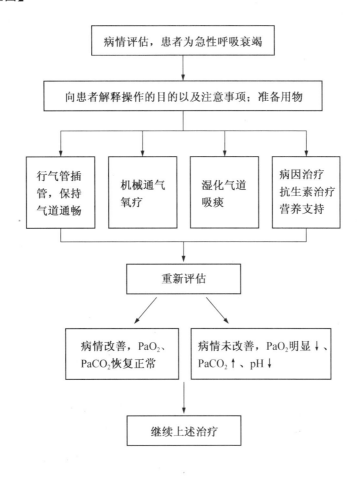

病情评估，患者为急性呼吸衰竭

↓

向患者解释操作的目的以及注意事项；准备用物

行气管插管，保持气道通畅 机械通气氧疗 湿化气道吸痰 病因治疗抗生素治疗营养支持

↓

重新评估

病情改善，PaO_2、$PaCO_2$恢复正常 病情未改善，PaO_2明显↓、$PaCO_2$↑、pH↓

↓

继续上述治疗

（徐金梅）

任务五　大手术后管理

【实训目的】

1. 了解 ICU 接患者的场景。

2. 通过情景模拟，提高学生的综合急救技能。

3. 拟订合适的抢救方案并组织实施，培养学生的创新能力和急救意识。

4. 调动学生学习积极性，培养组织协调和团队合作的能力。

【实训内容】

手术前 ICU 床单位及用物的准备，大手术后接诊患者的程序，危重患者的监护及救治过程，团队之间的抢救配合。

【实训方式】

1. 每班抽出 3 组同学操作，其他同学观摩。学生 4～5 人一组作为 ICU 护理人员，按教师给出的病例进行评估、分析,拟订方案,明确各自扮演的角色。

2. 小组根据病例情况进行手术前 ICU 的准备。对术后患者的病情进行全面评估,然后迅速采取相应的监护及急救措施,直到患者生命体征平稳或者"死亡"。

3. 有条件进行录像回放,教师组织学生进行自我评价,学生互评,最后教师评价。

【实训时间】

2 学时

【案例】

患者,男性,45 岁。完善相关检查后于 6 月 16 日上午 8 点入手术室在全麻下开胸行"冠状动脉搭桥手术",手术顺利,于中午 12 点 30 转入 ICU 病房。

【操作程序】

(一)操作前准备

床单位的准备,呼吸机、多功能监护仪、有创监测设备、微量输液泵、微量推注泵、负压吸引、抢救用物及抢救用药的准备。

(二)术后 ICU 接诊

1. 连接呼吸机,做好气管插管护理。

2. 病情观察 连接多功能监护仪,监测 T、P、R、BP(无创、有创)、SPO_2,并及时进行病情记录。

3. 各引流管护理 如胸腔闭式引流、心包纵隔引流、留置导尿管。

4. 按医嘱给予各种药物,微泵和输液泵应用。

5. 抽血送检并记录等 教师设置和模拟患者病情变化:① 胸腔闭式引流大量血液,患者血压急骤下降,要求紧急处理;② 气管插管出现痰鸣音,SPO_2 急骤下降;③ 心电监护仪显示患者出现室颤;④ 患者心跳、呼吸停止。护生观察病情变化并及时抢救。

【操作流程图】

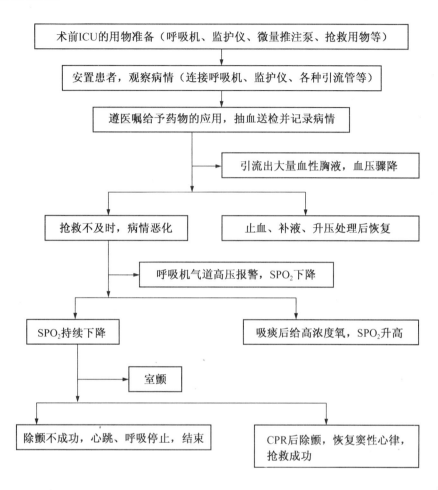

术前ICU的用物准备（呼吸机、监护仪、微量推注泵、抢救用物等）

安置患者，观察病情（连接呼吸机、监护仪、各种引流管等）

遵医嘱给予药物的应用，抽血送检并记录病情

引流出大量血性胸液，血压骤降

抢救不及时，病情恶化

止血、补液、升压处理后恢复

呼吸机气道高压报警，SPO_2下降

SPO_2持续下降

吸痰后给高浓度氧，SPO_2升高

室颤

除颤不成功，心跳、呼吸停止，结束

CPR后除颤，恢复窦性心律，抢救成功

（王小丽）

任务六　动脉血气分析酸碱平衡失调判断

【实训目的】

对患者动脉血气分析酸碱平衡结果进行分析，有助于对患者及时准确的诊治。

【实训内容】

动脉血气正常值复习、血液酸碱度判断、区别酸碱平衡失调原发病因是代谢性还是呼吸性因素引起；机体的代偿机制如何。

【实训方式】

1. 将每班分为两组，每组约 25 人，一位教师指导。

2. 教师介绍病例，血气分析报告单。

3. 请学生进行逐一的分析判断。

4. 教师对血气报告逐一纠正。

【实训时间】

1 学时

【案例 1】

患者张先生,20 年前开始咳嗽,咳白色泡沫痰。每逢劳累、气候变化或受凉后,咳嗽、咳痰加重,冬季病情复发,持续 2～3 个月。6 年前开始气喘,以后逐渐加重,服用氨茶碱等药后症状可减轻。1 周前因受凉后咳嗽、咳痰加重,痰呈黏液黄脓状,不易咳出,胸闷、动则气促,体温 38℃左右,伴头痛。入院前一天家人发现神志模糊、嗜睡。

实验室检查:血常规:WBC 15.0×10⁹/L, N 90％, L 10％。

X 线胸片:肋间隙水平增宽,膈肌低平,两肺透亮度增加,肺血管纹理增多、增粗和紊乱,右下肺小的淡片状阴影,心脏呈垂直,心影狭长。

入院诊断:(1) 慢性支气管炎,伴肺部感染;(2) 阻塞性肺气肿;(3) 呼吸衰竭。

动脉血气分析报告如下:$pH7.30$;$PaCO_2 75mmHg$;$PaO_2 80mmHg$;$SaO_2 93.7\%$;$HCO_3^- 38mmol/L$, BE＋7 mmol/L。试对此血气分析进行酸碱平衡的判断。

【判断程序】

1. 看 pH pH7.30 为酸中毒。

2. 看 $PaCO_2$ 75mmHg,为 CO_2 潴留,可导致 pH 下降,与血液 pH 变化一致,为原发变化。

3. 看代谢部分 BE＋7mmol/L,增加,可导致 pH 上升,与血液 pH 变化相反,为继发变化。

4. 决定代偿作用是否存在 $PaCO_2$ 和 BE 同向升高,所以原发呼吸性酸中毒,继发代谢代偿变化;代偿的结果,血液 pH 仍处于酸中毒,为部分代偿作用。

【血气分析结果】

结合病史、患者临床表现及医疗诊断,血气分析结果为:部分代偿性呼吸性酸中毒。

【案例 2】

患者王女士,28 岁。19 岁时因多食、多饮、多尿,血糖增高,尿糖强阳性,诊断为糖尿病。长期口服苯乙双胍(降糖灵)3 片/次,每天 3 次,同时皮下注射胰岛素,每天 24IU。1 个月前因血糖正常、尿糖阴性,自行停用胰岛素。最近一周来食欲明显减退,极度疲乏与口渴,未作任何处理。今晨起床四肢厥冷,呼吸加速,来院急诊。测血糖 21mmol/L,尿糖(＋＋＋),血酮 1.96mmol/L,尿酮阳性,血白细胞 14.7×10⁹/L。立即给予抢救处理并收入病房。

护理体检:体温 36.9℃,脉率 109 次/min,呼吸 27 次/min,血压 120/75mmHg。嗜睡,形体消瘦,呼吸有烂苹果味,皮肤黏膜干燥,眼球下陷,瞳孔等大等圆,两侧对称,角膜反射与瞳孔对光反射存在,心肺阴性,腹部与神经系统检查无异常发现;四肢湿冷,活动度正常。

诊断:1 型糖尿病,并发酮症酸中毒。

动脉血气分析报告如下:$pH7.29$;$PaCO_2 30mmHg$;$PaO_2 80mmHg$;$SaO_2 93.7\%$;$HCO_3^- 18 mmol/L$, BE －10mmol/L。试对此血气分析进行酸碱平衡的判断

【判断程序】

1. 看 pH　7.29 为酸中毒。

2. 看 PaCO$_2$　30mmHg，为 CO$_2$ 排出增多，可导致 pH 上升，与血液 pH 变化相反，为继发变化。

3. 看代谢部分　BE$-$10mmol/L，下降，可导致 pH 下降，与血液 pH 变化一致，为原发变化。

4. 决定代偿作用是否存在　PaCO$_2$ 和 BE 同向下降，原发代谢性酸中毒继发呼吸代偿变化；代偿的结果，血液 pH 仍处于酸中毒，为部分代偿作用。

【血气分析结果】

结合病史、患者临床表现及医疗诊断，血气分析结果为：部分代偿性代谢性酸中毒。

【案例 3】

患者汪小红，14 岁少女，在河边玩耍时不慎掉落水中，被人发现急救到河边，心跳呼吸已经停止，给予人工呼吸和胸外心脏按压后，心跳呼吸恢复，送医院进一步抢救。检查：颜面肿胀，脸色苍白，体温 36.3℃，脉率 109 次/min，呼吸 23 次/min，血压 96/67mmHg。血气分析结果：pH7.31；PaCO$_2$55mmHg；PaO$_2$80mmHg；SaO$_2$90.7%；HCO$_3^-$20mmol/L，BE$-$6mmol/L。试对此血气分析进行酸碱平衡的判断。

【判断程序】

1. 看 pH　7.31 为酸中毒。

2. 看 PaCO$_2$　55mmHg，为 CO$_2$ 潴留，可导致 pH 下降，与血液 pH 变化一致，为原发变化。

3. 看代谢部分　BE$-$6mmol/L，下降，可导致 pH 下降，与血液 pH 变化一致，为原发变化。

【血气分析结果】

结合病史、患者临床表现及医疗诊断，血气分析结果为：呼吸性酸中毒合并代谢性酸中毒。

【案例 4】

患者李先生，45 岁。因食用不洁食物后 2 小时，剧烈呕吐到急诊室就诊。体检：脸色苍白，眼球凹陷，体温 38.3℃，脉率 80 次/min，呼吸 16 次/min，血压 99/78mmHg。自诉头晕，乏力。

医疗诊断：急性胃肠炎。

血气分析结果：pH7.51；PaCO$_2$40mmHg；PaO$_2$ 90mmHg；SaO$_2$95.7%；HCO$_3^-$32mmol/L，BE$+$8mmol/L。试对此血气分析进行酸碱平衡的判断。

【判断程序】

1. 看 pH　7.51 为碱中毒。

2. 看 PaCO$_2$　40mmHg，正常。

3. 看代谢部分　BE$+$8mmol/L，上升，可导致 pH 上升，与血液 pH 变化一致，为原发变化。

【血气分析结果】

结合病史、患者临床表现及医疗诊断，血气分析结果为：失代偿代谢性碱中毒。

（费素定）

项目五　知识测试

一、基本救护技术知识测试

任务一　救护新概念与气道梗阻急救

一、单项选择题

1. 世界卫生组织的缩写为 （　　）

   A. WTO　　　　　B. WHO　　　　　C. WPC　　　　　D. WMO

2. 现场救护的任务首先是 （　　）

   A. 呼救　　　　　B. 救命　　　　　C. 拨打急救电话　　D. 迅速转运

3. 宁波市的急救电话是（　　　）

   A. 110　　　　　B. 120　　　　　C. 119　　　　　D. 122

4. 下列哪一项不符合基本救护技术的要求 （　　）

   A. 操作简单易行,易于掌握　　　　B. 效果确实可靠

   C. 救护人员尽量要少　　　　　　　D. 尽量使用先进的医疗器械

5. 下列哪一项不属于院外急救需掌握的急救技术 （　　）

   A. 气管插管　　　B. 止血　　　　　C. 包扎　　　　　D. 固定

6. 红十字精神不包括 （　　）

   A. 人道　　　　　B. 平等　　　　　C. 博爱　　　　　D. 奉献

7. 院前急救主要和经常性的任务是 （　　）

   A. 灾害战争中的院前急救　　　　　B. 平时呼救的院前急救

   C. 特殊任务时救护值班　　　　　　D. 普及急救知识

8. 急救中心调度室接到呼救电话至急救车到达市区现场所需时间要求在 （　　）

   A. 10～15min　　B. 20～25min　　C. 30～35min　　D. 40～45min

9. 海氏手法腹部实施的部位是 （　　）

   A. 脐上两横指　　B. 脐下两横指　　C. 脐上一横指　　D. 脐下一横指

10. 腹部冲击法不适用的人群是 （　　）

    A. 老年人　　　　B. 儿童　　　　　C. 婴儿　　　　　D. 妇女

11. 广义和狭义院前急救概念的主要区别是 （　　）

    A. 是否有公众参与　　　　　　　　B. 是否有专业院前急救人员参加

C. 是否有医务人员参与　　　　　　D. 是否有警察参加急救

二、填空题

1. 现代救护的特点是指＿＿＿＿＿＿＿＿＿＿＿＿＿＿＿＿＿＿＿＿＿＿＿＿。

2. 在紧急情况下要求救护员通过＿＿＿＿、＿＿＿＿、＿＿＿＿、等方式来对异常情况做出判断。

3. 自动体外除颤器的英文缩写为＿＿＿＿＿＿＿＿＿＿＿＿＿＿＿＿。

4. 红十字标志是红十字运动的象征,目前国际红十字组织正式使用的标志主要有＿＿＿＿、＿＿＿＿、＿＿＿＿三种。

5. 红十字运动起源于＿＿＿＿,＿＿＿＿是红十字运动的创始人,被誉为"红十字之父"。

6. 红十字会的宗旨是＿＿＿＿,精神是＿＿＿＿、＿＿＿＿、＿＿＿＿。

7. 红十字运动的 7 项基本原则是＿＿＿＿、＿＿＿＿、＿＿＿＿、＿＿＿＿、＿＿＿＿、＿＿＿＿、＿＿＿＿。

8. 异物吸入气道时,患者常以＿＿＿＿手势求救。

9. 气道梗塞施以海氏手法时,腹部冲击的部位是患者腹部正中线脐上方＿＿＿＿横指处;胸部冲击的部位是＿＿＿＿＿＿＿＿。

三、名词解释

1. EMS

2. 第一目击者

3. 生命链

4. AED

四、简答题

1. 遇紧急情况,拨打急救电话需告知对方哪些情况?

2. 现场救护的原则是什么?

3. "生命链"的五个环节分别是什么?

4. 海氏手法的原理是什么?

5. 气道异物梗塞时伤病员有哪些表现?

6. 气道异物梗阻的急救手法有哪些?

任务二　心肺复苏

一、单项选择题

1. 治疗室颤最有效的方法是　　　　　　　　　　　　　　　　（　　）

   A. 同步复律　　　　　　　　　　B. 非同步除颤

   C. 利多卡因静脉注射　　　　　　D. 肾上腺素静脉注射

2. 诊断心跳骤停的主要依据是　　　　　　　　　　　　　　　（　　）

   A. 突然昏迷　　　B. 呼吸停止　　　C. 大动脉搏动消失　　D. 瞳孔散大

3. 颈部有外伤者必须采用哪种方法开放气道　　　　　　　　　（　　）

   A. 托颌法　　　　B. 仰头-举颏法　　　C. 仰头-抬颈法　　　D. 托颈法

4. 判断口对口人工呼吸方法正确的主要依据是　　　　　　　　（　　）

A. 口唇红润 B. 大动脉出现搏动

C. 胸廓起伏 D. 散大的瞳孔缩小

5. 有关婴幼儿心肺复苏的叙述以下哪项正确 （　　）

    A. 最常用的评估脉搏的部位是桡动脉 B. 胸外按压使用一个手掌

    C. 最常用的评估脉搏的部位是肱动脉 D. 单人复苏时吹气与按压比 5:1

6. 有关口对口人工呼吸,不正确的是 （　　）

    A. 需先保持患者气道通畅

    B. 成人每次气量在 900ml 以上

    C. 先吹气 2 次,继以 12 次/min 左右维持

    D. 胸廓明显起伏是有效吹气的标志

7. 现场心肺复苏的要求是争分夺秒抢时间,应在几分钟内实施心肺复苏,并快速求援拨打"120"急救电话,让专业人员实施进一步抢救。 （　　）

    A. 1~2 分钟　　　B. 2~4 分钟　　　C. 4~6 分钟　　　D. 8~10 分钟

8. 心肺复苏时判断意识:成人轻拍伤员的肩部;婴儿(1 岁以内)拍击（　　）。

    A. 头部、上臂 B. 足跟或捏掐上臂

    C. 腰部、肩部 D. 胸部

9. 意识不清的患者,若确定无脊柱伤害则须使患者为何种姿势,以防止呕吐物吸入。 （　　）

    A. 仰卧位　　　B. 侧卧位　　　C. 俯卧位　　　D. 三者均可

二、填空题

1. 呼吸系统由_____、_____组成。

2. 心跳骤停的心电表现主要有心室停搏、_____、_____、三种类型。

3. 对成人实施心肺复苏时,按压与吹气之比为_____。婴儿双人心脏按压与吹气之比是_____。

4. 气道开放的手法有_____、_____。

5. 基础生命支持包括_____、_____、_____、_____四个部分。

6. 成人及儿童判断心跳触摸_____动脉,婴儿判断心跳触摸_____动脉。

7. 心肺复苏 CAB 中,C 为_____,A 为_____,B 为_____。

8. 开放气道时头后仰程度(下颌角与耳垂联线的平面的角度)成人为_____°,儿童为_____°,婴儿为_____°。

9. 成人、儿童人工呼吸常用_____法,其次为_____法,婴儿采用_____法。

10. 成人口对口吹气,每_____秒钟吹气一次,每次吹气持续_____秒以上,每分钟吹_____次。

11. 胸外心脏按压的部位,成人及儿童在_____、婴儿在_____;胸外按压次数为每分钟_____次,按压深度成人至少_____、儿童_____、婴儿_____。

12. 现场进行心肺复苏时,伤病员的正确体位应为_____,若伤病员没有意识,但有呼吸和循环,对伤病员采用的体位应为_____。

13. 婴儿心肺复苏(CPR),判断意识,应采用_____。

三、名词解释

1. 心肺复苏
2. 胸外叩击法

四、简答题

1. 在实施成人胸外心脏按压时要注意什么？
2. 简述人工呼吸的方法有哪些？
3. 心脏按压的有效指征有哪些？
4. 心肺复苏的终止条件是哪些？

任务三　创伤救护技术

一、单项选择题

1. 患者，男，17岁，与人斗殴时被菜刀砍中腹股沟处，鲜血喷涌而出，如你在现场应（　　）

    A. 加压止血　　　　　　　　　　　　B. 找带状物作止血带使用

    C. 抬高患侧下肢　　　　　　　　　　D. 补液输血

2. 创伤急救处理时，优先抢救的急症是　　　　　　　　　　　　　（　　）

    A. 大出血　　　　　B. 休克　　　　　C. 骨折　　　　　D. 窒息

3. 开放性气胸的急救是　　　　　　　　　　　　　　　　　　　　（　　）

    A. 局部加压包扎　　　　　　　　　　B. 气管插管辅助呼吸

    C. 厚敷料封闭伤口　　　　　　　　　D. 胸腔穿刺排气

4. 张力性气胸的急救是　　　　　　　　　　　　　　　　　　　　（　　）

    A. 局部加压包扎　　　　　　　　　　B. 气管插管辅助呼吸

    C. 厚敷料封闭伤口　　　　　　　　　D. 立即胸腔穿刺排气

5. 按急救程序，对机械性损伤患者最先采用的措施是　　　　　　　（　　）

    A. 重点检查　　　　B. 包扎伤口　　　C. 抢救生命　　　D. 止血输血

6. 利器刺入体内急救的措施，下列哪项正确　　　　　　　　　　　（　　）

    A. 立即拔除　　　　　　　　　　　　B. 止血带止血

    C. 加压包扎　　　　　　　　　　　　D. 固定利器，送医院

7. 成批急症患者的第一优先分类颜色代码是　　　　　　　　　　　（　　）

    A. 红色　　　　　　B. 黄色　　　　　C. 绿色　　　　　D. 黑色

8. 离断肢体处理以下错误的方法是　　　　　　　　　　　　　　　（　　）

    A. 浸泡在水中　　　　　　　　　　　B. 干净布包好

    C. 外套塑料袋　　　　　　　　　　　D. 低温保存

9. 有关止血带止血，下列哪项做法是错误的　　　　　　　　　　　（　　）

    A. 部位要准确，上臂不可扎在上 1/3 处

    B. 松紧度适当，以刚达到远端动脉搏动消失为度

    C. 每隔半小时至 1 小时放松一次，每次 1～2 分钟

    D. 要注意肢体保暖

10. 踝关节扭伤考虑用绷带固定,应采用 （　　）
    A. 环形包扎　　　　　B. 回返包扎　　　　　C. "8"字形包扎　　D. 螺旋包扎

11. 某车祸患者来急诊时,神志朦胧,咯血,口鼻内有泥沙夹血外溢,呼吸困难,烦躁不安。左胸部皮肤严重擦伤、肿胀,左大腿中下端肿胀、淤斑。心率 100 次/min,血压 120/95mmHg。此时最紧急的处理是 （　　）
    A. 吸氧,减轻呼吸困难
    B. 可能有气胸存在,立即拍胸片
    C. 清除口、鼻腔出血和异物
    D. 可能有左下肢骨折,先用夹板临时固定

12. 背部刀伤患者,神志清楚,主诉口渴。面色苍白,脉搏 110 次/min,血压 90/70mmHg,表浅静脉塌陷,尿少。估计此患者的失血量占全身血容量的 （　　）
    A. <10%　　　　　B. 10%　　　　　C. 20%~40%　　D. 40%左右

13. 创伤患者伤口出血的首选止血方法是 （　　）
    A. 加压包扎止血　　　　　　　　　　B. 指压止血
    C. 屈肢加垫止血　　　　　　　　　　D. 止血带止血

14. 张力性气胸在危急状况下可用一粗针头在患侧第几肋间锁骨中线处刺入胸膜腔。 （　　）
    A. 2　　　　　　　B. 3　　　　　　　C. 4　　　　　　　D. 5

15. 某男,从 5m 高的建筑工地跌下,神志不清,血压 90/60mmHg,诊断为脑挫伤、肋骨骨折、骨盆骨折。判断该伤员属于 （　　）
    A. 联合伤　　　　　B. 多发伤　　　　　C. 多处伤　　　　　D. 复合伤

16. 伤员断肢错误的处理方法是 （　　）
    A. 首先进行消毒处理
    B. 用无菌包或干净布包好,外套塑料袋
    C. 周围置冰块低温保存
    D. 不可将肢体浸泡在任何液体中

17. 对于伤员伤口处理的原则,不正确的是 （　　）
    A. 伤口内异物不要随意去除
    B. 有骨折要进行临时固定
    C. 马上用止血带止血
    D. 创面中有外露的骨折断端,严禁回纳入伤口

18. 创伤伤员现场抗休克的主要措施不包括 （　　）
    A. 止血　　　　　　B. 扩容　　　　　C. 抗休克裤　　　D. 吸氧

19. 最常见的胸部外伤是 （　　）
    A. 气胸　　　　　　B. 血胸　　　　　C. 单纯肋骨骨折　　D. 心肌挫伤

20. 胸部外伤后最常见的两种症状为 （　　）
    A. 胸痛和休克　　　　　　　　　　　B. 胸痛和呼吸困难
    C. 呼吸困难和咯血　　　　　　　　　D. 休克和咯血

21. 下列外伤哪个不是致命的　　　　　　　　　　　　　　　　　（　　）

　　A. 张力性气胸　　　　B. 单纯肋骨骨折　　C. 心包填塞　　　　D. 主动脉破裂

22. 什么情况下可以使用止血带　　　　　　　　　　　　　　　　　（　　）

　　A. 四肢小动脉出血　　　　　　　　　　　B. 四肢大动脉出血

　　C. 一般性出血　　　　　　　　　　　　　D. 全身外出血

23. 气胸包扎的顺序是　　　　　　　　　　　　　　　　　　　　　（　　）

　　A. 先放敷料,外放封闭垫,然后包扎　　　　B. 先放封闭垫,外放敷料,然后包扎

　　C. 先放敷料,再胸部包扎　　　　　　　　　D. 先放封闭垫,再胸部包扎

24. 腹部损伤肠外溢时,现场处理原则为　　　　　　　　　　　　　（　　）

　　A. 立即送回腹腔

　　B. 用三角巾加压包扎

　　C. 敷料盖住伤口,套上环形圈盖碗后,三角巾包扎

　　D. 下肢须伸直,以减轻腹肌张力

25. 异物扎入体内应　　　　　　　　　　　　　　　　　　　　　　（　　）

　　A. 立即拔出然后包扎

　　B. 将异物外露部分较长的剪短,可用敷料、衣服固定

　　C. 不必固定,立即包扎

　　D. 不必处理,即送医院

26. 以下何种搬运法常适用于重伤员和脊椎损伤的伤员　　　　　　（　　）

　　A. 单人徒手搬运法　　　　　　　　　　　B. 多人徒手搬运法(平抬法)

　　C. 双人扶持式　　　　　　　　　　　　　D. 双人拉车式

二、填空题

1. 出血根据血管类型的不同可分为_____出血、_____出血和_____出血三种类型。

2. 止血的方法有_____、_____、_____、_____。

3. 用止血带止血应记录上止血带的时间,每隔_____分钟要放松3～5分钟。

4. 绷带包扎的方法有_____、_____、_____、_____、_____、_____。

5. 骨折的体征是_____、_____、_____和_____。

6. 骨折患者采用小夹板外固定时应注意抬高_____,密切观察_____。

7. 脊柱损伤患者搬运时采用_____防止脊髓损伤。

8. 现场搬运伤员的方法有_____、_____两类。

三、名词解释

1. 创伤

2. 多发伤

3. 复合伤

4. 骨折

四、简答题

1. 如何根据脉搏及病情变化估计伤病员失血量?

2. 外伤止血的方法有哪几种?

3. 简述应用止血带止血的注意事项。

4. 简述包扎的注意事项。

5. 如何进行胸部开放性外伤的现场急救？

6. 简述伤口固定的目的。

7. 如何搬运颈椎损伤的伤员？

8. 简述现场搬运的注意事项。

五、论述题

1. 抢救中心 10 分钟前接到求救电话，立即赶到车祸现场。抢救小组成员共三人，事故现场伤员一人，左下肢膝部以下被压在翻倒的汽车下，有较多出血，神志清，烦躁不安，右胸部皮肤严重擦伤、肿胀，心率 100 次/min，血压 120/95mmHg。请问你作为院前急救人员该如何进行抢救。

2. 女性，40 岁，因从高空坠落，头部及全身多处受伤。脉搏 128 次/min，呼吸 35 次/min，收缩压 80mmHg，神志昏迷，呼吸急促，瞳孔不等大，光反应迟钝，右眼青紫、肿胀，右外耳道及口鼻出血，左小腿出现畸形。问题：

(1) 该伤员是否为多发伤？有哪些依据？

(2) 该患者目前的主要问题是什么？

(3) 在转运途中应注意哪些问题？

任务四　常见急症知识

一、单项选择题

1. 某男性患者，因急性脑出血入院两天，连续睡眠 19h，期间呼之能醒，可进行简单对话，过后很快入睡。此时患者处于　　　　　　　　　　　　　　　（　　）
   A. 浅昏迷状态　　B. 昏睡状态　　C. 深昏迷状态　　D. 嗜睡状态

2. 休克患者无呼吸困难，适宜的卧位是　　　　　　　　　　　　　　　（　　）
   A. 平卧位　　　　　　　　　　　B. 头和腿部各抬高 30°
   C. 头低足高位　　　　　　　　　D. 下肢抬高 30°

3. 出现低血糖最常见的原因　　　　　　　　　　　　　　　　　　　　（　　）
   A. 胰岛素应用不当　　　　　　　B. 空腹低血糖
   C. 餐后低血糖　　　　　　　　　D. 口服降糖药

4. 急性冠脉综合征疼痛常见的部位为　　　　　　　　　　　　　　　　（　　）
   A. 后背　　　　　B. 左肩　　　　C. 胸前区　　　　D. 上腹部

5. 昏迷患者不能将痰液咳出的原因是　　　　　　　　　　　　　　　　（　　）
   A. 咳嗽反射消失　　B. 咳嗽反射迟钝　　C. 吞咽反射消失　　D. 会厌功能不全

6. 脑血管意外患者的体位为　　　　　　　　　　　　　　　　　　　　（　　）
   A. 头高位　　　　B. 头低位　　　　C. 中凹卧位　　　　D. 俯卧位

7. 晕厥特点是　　　　　　　　　　　　　　　　　　　　　　　　　　（　　）
   A. 慢慢发生、很快消失　　　　　B. 突然发生、很快消失
   C. 突然发生、慢慢消失　　　　　D. 逐渐发生、慢慢消失

8. 脑血管意外,又称中风或脑卒中。分为出血性和缺血性两大类。出血性中风是指 （   ）

   A. 脑出血、蛛网膜下腔出血　　　　B. 脑血栓

   C. 脑栓塞　　　　　　　　　　　　D. 脑出血和脑栓塞

9. 糖尿病是由于体内胰岛素的绝对或相对（   ）,而引起的以糖代谢紊乱为主的全身性疾病。

   A. 分泌正常　　　B. 分泌过盛　　　C. 分泌不足　　　D. 不分泌

二、填空题

1. 昏迷是最严重的意识障碍,即意识_____,患者仅存脑干和脊髓反射。主要特征为_____、_____,对外界刺激失去_____,但生命特征如_____、_____、_____和_____尚存。

2. 意识障碍一般分为_____级,现场救护原则为_____、_____、_____。

3. 动脉粥样硬化不断加剧,使血管_____、_____,甚至某个分支完全阻塞,使心肌局部_____。在动脉粥样硬化的基础上,不稳定斑块破裂,继发血栓导致管腔_____,就出现了心绞痛、心肌梗死_____症。

4. 猝死现场的救护原则之一就是及时除去_____。目击伤病员倒地,无意识、无呼吸、无脉搏时,立即实施_____后进行 CPR 现场救护。有条件者,使用_____,早期除颤,效果甚佳。

三、名词解释

1. 休克

2. 猝死

3. 嗜睡

4. 昏迷

5. 糖尿病

6. 急性冠脉综合征

四、简答题

1. 简述意识障碍的分级。

2. 简述休克的分类。

3. 简述休克的症状及现场救护原则是什么。

4. 简述低血糖昏迷的临床表现及现场救护措施。

任务五　意外伤害救护

一、单项选择题

1. 遇伤病员被压于车轮或货物下时,以下错误的方法是 （   ）

   A. 移动车辆　　　　　　　　　　B. 搬掉货物

   C. 拉出伤病员的肢体　　　　　　D. 采取相应救护措施

2. 特大交通事故有众多伤员要送往医院时,先送 （   ）

   A. 骨折者　　　B. 烧伤者　　　C. 肠外露者　　　D. 昏迷状态者

3. 毒物吸收后,主要的代谢器官是 （ ）

    A. 肝   B. 肾   C. 肠   D. 肺

4. 导致中暑的环境因素不包括 （ ）

    A. 湿度过高   B. 烈日暴晒   C. 出汗过多   D. 通风不良

5. 急性中毒已发生昏迷的患者,不能采用 （ ）

    A. 催吐   B. 洗胃   C. 导泻   D. 解毒剂

6. 中度以上的一氧化碳中毒患者,其口唇特征性的表现为 （ ）

    A. 玫瑰红色   B. 发绀   C. 樱桃红色   D. 苍白

7. 一氧化碳经呼吸道进入血液中,最先受累的脏器是 （ ）

    A. 心脏   B. 肺   C. 肝   D. 脑组织

8. 一氧化碳中毒的首要措施是 （ ）

    A. 呼叫煤气公司   B. 保暖   C. 撤离中毒环境   D. 吸氧

9. 处理一氧化碳中毒的患者,错误的是 （ ）

    A. 脱离中毒环境   B. 立即给氧

    C. 现场拨打 120   D. 心跳停止患者立刻给予 CPR

10. 中暑患者的救治,首先采取的措施是 （ ）

    A. 撤离高温环境至阴凉通风处   B. 饮用淡盐水

    C. 立即凉水擦浴   D. 冰袋冷敷

11. 中暑热衰竭患者的突出表现是 （ ）

    A. 体温升至 40℃ 以上   B. 周围循环衰竭

    C. 脑水肿   D. 肌肉疼痛

12. 对中暑患者的健康教育,以下不正确的是 （ ）

    A. 加强防暑降温的宣传

    B. 烈日下穿宽松透气的浅色衣服

    C. 每天应摄食含盐 0.3‰ 的清凉饮料,配备防暑药品

    D. 居室尽量关闭门窗

13. 中暑热痉挛多见于 （ ）

    A. 健康青壮年   B. 妇女

    C. 老年人及不适应高温环境者   D. 老年人及原有慢性疾病者

14. 导致中暑的主要原因是 （ ）

    A. 高温环境   B. 高湿度   C. 通风不良   D. 久居室内

15. 急性中毒患者引起毒物继续吸收的主要原因是 （ ）

    A. 中毒物种类是有害化学因素   B. 中毒的是刺激性气体,其吸收快

    C. 毒物侵入的量较大   D. 现场抢救时清除毒物不彻底

16. 下列哪项一般不作为急性中毒时提供毒物鉴定的标本 （ ）

    A. 呕吐物   B. 胃液   C. 剩余食物   D. 脑脊液

17. 在高温环境中进行繁重体力劳动和剧烈运动,大量出汗后因口渴而大量饮水,缺乏钠的补充而发病,被称为 （ ）

    A. 热痉挛　　　　　B. 热衰竭　　　　　C. 热射病　　　　　D. 日射病

18. 某农民在田间喷洒农药,你认为他的操作中哪项错误　　　　　　　　　(　　)

    A. 穿长袖、长裤、戴口罩　　　　　　　B. 喷洒期间可休息、吸烟

    C. 顺风喷洒　　　　　　　　　　　　　D. 喷洒后用肥皂水清洗皮肤

19. 热痉挛患者的突出表现是　　　　　　　　　　　　　　　　　　　　(　　)

    A. 腓肠肌痉挛,疼痛　　　　　　　　　B. 全身四肢肌无力

    C. 胸大肌痉挛,胸痛　　　　　　　　　D. 肠道平滑肌痉挛,腹痛

20. 中暑时发生痛性痉挛,最常见的肌肉是　　　　　　　　　　　　　　(　　)

    A. 腹直肌　　　　　B. 胸大肌　　　　　C. 腓肠肌　　　　　D. 肠平滑肌

21. 日射病的主要临床特征为　　　　　　　　　　　　　　　　　　　　(　　)

    A. 体温高达 40～42℃

    B. 面色潮红,皮肤灼伤

    C. 昏迷

    D. 大脑温度达 40～42℃,体温并不一定增高

22. 男性,农民,56 岁,中午在烈日下进行田间劳动,1h 后感恶心、头晕、头痛、面色苍
    白,大汗淋漓,脉速,呼吸浅快,意识不清,BP78/50mmHg,应考虑　　　　(　　)

    A. 中毒　　　　　　B. 热衰竭　　　　　C. 热痉挛　　　　　D. 热射病

23. 男性农民上山砍柴,被草丛中的毒蛇咬伤足踝,下列哪项处理措施是正确的(　　)

    A. 立即下山求救

    B. 用随身带的清水冲洗伤口

    C. 从远端向近端挤压,促进毒液排出

    D. 在伤口上端 40cm 处用带子缚扎

24. 被毒蛇咬伤时,可采用高位缚扎法以阻止毒素吸收,下述哪点不正确　(　　)

    A. 每隔 15～30 分钟应放松 1～2 分钟

    B. 材料最好选用有弹性的橡皮带

    C. 缚扎效果以阻断动脉血流为宜

    D. 缚扎越早越好

25. 19 岁女性患者,当家属发现时该患者已躺在地上昏迷不醒。检查:体温 39℃,瞳孔
    缩小,对光反应迟钝,两肺闻及湿啰音,四肢发冷,皮肤粘膜呈樱桃红色。你认为可
    能性最大的是下列哪项急性中毒　　　　　　　　　　　　　　　　　(　　)

    A. 有机磷中毒　　　　　　　　　　　　B. 一氧化碳中毒

    C. 急性酒精中毒　　　　　　　　　　　D. 巴比妥盐类中毒

26. 下列哪种情况不需要接种狂犬病疫苗　　　　　　　　　　　　　　　(　　)

    A. 裸露的皮肤被狗轻咬　　　　　　　　B. 完好皮肤被狗舔

    C. 破损的皮肤被猫体液污染　　　　　　D. 被猫抓伤

27. 消化道被强酸烧伤的伤病员,现场救护时下列哪种不能服用　　　　　(　　)

    A. 面糊　　　　　　　　　　　　　　　B. 米醋

    C. 氢氧化铝凝胶　　　　　　　　　　　D. 牛奶

28. 某学生被开水烫到手,起水泡,极度疼痛,考虑属于几度烧烫伤? （　　）

    A. Ⅰ　　　　　　B. Ⅱ　　　　　　C. Ⅲ　　　　　　D. Ⅳ

二、填空题

1. 触电患者抢救的首要任务是切断电源,常用的方法是 _____、_____、_____ 和拉开触电者。

2. 触电对人致命的损伤是引起 _____、_____、_____,因而及时有效的除颤、_____ 是抢救成功的关键。

3. 根据发生机制不同,淹溺可分为 _____ 和 _____。根据发生水域不同,淹溺又分为 _____ 和 _____。

4. 淡水淹溺造成溶血,细胞内钾大量进入血浆,引起高血钾,导致,_____,心跳骤停,造成死亡。海水高渗,水进入肺泡,造成 _____,导致心衰。

5. 一氧化碳中毒引起组织缺氧是因为 CO 吸入后形成 _____。

6. 毒物主要经过 _____ 和 _____ 途径进入人体。

7. 蛇咬伤主要是其毒液对人体产生的危害,毒蛇所含毒液大致分为 _____、_____、_____。

8. 重症中暑可分为热射病 _____、_____、_____ 热痉挛四种类型。

9. _____ 又称为恐水症,主要表现为特有的恐水怕风、咽肌痉挛、进行性瘫痪。一旦发病,病死率 100%。

10. 公路交通事故损伤部位主要是 _____、_____、_____、_____、_____、_____。

三、名词解释

1. 电击

2. 淹溺

3. 热痉挛

4. 中暑

5. 煤气中毒

6. 热衰竭

7. 热射病

四、简答题

1. 当遇到成批患者时,如何运用明显的标志来区分患者病情的严重度。

2. 简述交通事故伤的现场救护原则。

3. 简述急性中毒现场救治原则。

4. 如何对触电患者进行紧急救护?

5. 简述淹溺的救护原则。

6. 简述毒蛇咬伤患者的紧急处理。

五、论述题

1. 患者,女,27岁。洗澡时昏迷,全身皮肤呈樱桃红色。请问:患者属于何种毒物中毒? 请阐述现场救治原则。

2. 一化工厂车间发生火灾,一名女工左下肢全部烧伤,有水泡、感觉迟钝,部分皮肤痛觉消失。请问:患者的烧伤处于哪一度? 试估计烧伤面积。假如你是第一目击者,你该如何处理?

任务六　突发事件救护

一、单项选择题

1. 在灾害事故现场,救护的原则中有一条:医护人员以(　　)为主,其他人以(　　)为主。

    A. 治　　　　　　　　B. 抢救　　　　　　　C. 送　　　　　　　D. 呼救

2. 地震引起人体的损伤及死亡的重要原因有很多,其中最多的致伤原因是　　　(　　)

    A. 塌方　　　　　　　　　　　　　　B. 触电

    C. 火灾　　　　　　　　　　　　　　D. 煤气泄露

3. 地震发生时,下列避震措施错误的是　　　　　　　　　　　　　　　(　　)

    A. 躲房间内　　　　　　　　　　　　B. 在操场时原地不动蹲下,保护头

    C. 马路上躲在立交桥下面　　　　　　D. 上课时,躲在课桌的旁边

4. 当核爆炸时,在空旷地没有适当屏蔽物时,应立即(　　),脚朝爆炸方向,脸朝下,(　　),两手交叉放在胸前,额部枕在臂肘处,尽量不让皮肤裸露。

    A. 伏卧　两眼紧闭　　　　　　　　　B. 仰卧　两眼紧闭

    C. 伏卧　两眼睁开　　　　　　　　　D. 侧卧　两眼紧闭

5. 火灾中撤离方法正确的是　　　　　　　　　　　　　　　　　　　(　　)

    A. 乘电梯下楼　　　　　　　　　　　B. 房间起火时,赶紧跳楼

    C. 门外起火时,不要轻易开门　　　　D. 火势大,烟雾大,赶紧跑出门外

二、填空题

1. 在灾害事故现场,红色彩旗表示＿＿＿＿＿区,绿色彩旗表示＿＿＿＿＿区,黄色彩旗表示＿＿＿＿＿区,黑色彩旗表示＿＿＿＿＿区。

2. 化学毒剂伤害的特点是＿＿＿＿＿、＿＿＿＿＿、＿＿＿＿＿、＿＿＿＿＿四种。

3. 化学毒剂损伤的救护原则是＿＿＿＿＿、＿＿＿＿＿、＿＿＿＿＿及"六早"的急救措施。

4. 地震致伤中的＿＿＿＿＿、＿＿＿＿＿、＿＿＿＿＿及＿＿＿＿＿是死亡率最高的。

5. 地震时就近选择形成＿＿＿＿＿的地方躲避,逃离＿＿＿＿＿,避开易发生＿＿＿＿＿处,切断＿＿＿＿＿,避免＿＿＿＿＿。

6. 火灾发生后的救护原则是＿＿＿＿＿、＿＿＿＿＿、＿＿＿＿＿。

三、简答题

1. 遇突发灾害事故,现场自救互救的要点是什么?

2. 地震发生时的救护原则是什么?

3. 地震时身处危险环境该如何自救?

4. 火灾发生时如何进行撤离?

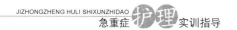
二、医院内急诊救护知识测试

任务一 院内心肺脑复苏

一、单项选择题

1. 目前主张在成功复苏早期,重建正常心脏节律前应避免过早应用的药物是( )
   A. 肾上腺素　　　　B. 碳酸氢钠　　　　C. 利多卡因　　　　D. 阿托品

2. 意识不清的患者,若确定无脊柱伤害则须使患者为何种姿势,以防止呕吐物吸入 ( )
   A. 仰卧位　　　　　B. 侧卧位　　　　　C. 俯卧位　　　　　D. 三者均可

3. 双侧瞳孔散大不可能在下列哪种患者中出现 ( )
   A. 霍纳综合征　　　B. 深昏迷　　　　　C. 癫痫大发作　　　D. 阿托品中毒

4. 关于非同步直流电除颤(单相波),不正确的是 ( )
   A. 首次能量选用 100J
   B. 最大的除颤能量为 360J
   C. 对除颤无反应的患者,可考虑应用溴苄胺
   D. 如室颤为细颤,可给予肾上腺素,使之变为粗颤再行电除颤

二、填空题

1. 完整的 CPCR 包括_____、_____、_____三部分。
2. 心跳骤停的心电表现主要有心室停搏、_____、_____、三种类型。
3. _____是国际上公认的心肺复苏首选药物。
4. ALS(进一步生命支持)分_____、_____、_____、_____四部分。
5. 碳酸氢钠给药的原则有_____、_____、_____。
6. 室颤治疗最有效的方法_____,最常用的药物_____。

三、名词解释

1. ALS
2. AED
3. PLS

四、简答题

1. 心跳骤停的临床表现有哪些?
2. 试述心肺复苏经气管给药注意事项。
3. 简述心肺复苏给药的主要途径。
4. 脑复苏时如何应用低温疗法?
5. 简述心脏猝死复苏处理的分期步骤。
6. 简述脑复苏的治疗措施。

五、病例分析题

1. 女性,52 岁,因心悸入院,测血压 90/60mmHg,查心电图为室颤。问题:

（1）应立即采取哪些抢救措施？

（2）如抢救成功，还应进一步采取什么措施？

任务二　气道管理

一、单项选择题

1. 气管插管固定不牢固，可能引起导管的滑出、扭曲甚至滑入　　　　　（　　）

　　A. 右下叶支气管　　B. 右侧支气管　　C. 左侧支气管　　D. 左下叶支气管

2. 手法开放气道最常用的方法是（　　）

　　A. 仰头-举颏法　　B. 下颌前推法　　C. 仰头-抬颈法　　D. 手指清理口腔

3. 下呼吸道分泌物潴留，通畅气道的方法首选　　　　　　　　　　　（　　）

　　A. 环甲膜穿刺　　B. 气管插管　　C. 气管切开　　D. 喉罩应用

4. 保持气管切开固定的护理以下错误的是　　　　　　　　　　　　　（　　）

　　A. 术后随时调节固定带的松紧

　　B. 固定带与皮肤之间刚好容纳两指为适宜

　　C. 固定带缚于颈后打死结

　　D. 呼吸机端套管与气管垂直

5. 以下哪个是气管插管的适应证　　　　　　　　　　　　　　　　　（　　）

　　A. 没有呼吸的患者使用面罩给氧有困难时

　　B. 严重胸痛的患者，呼吸每分钟少于 20 次

　　C. 下呼吸道分泌物潴留致呼吸困难者

　　D. 对一个有反应且有足够喉头反射动作的患者，提供气道保护装置

6. 下列哪项不是气管内插管的并发症　　　　　　　　　　　　　　　（　　）

　　A. 喉头水肿　　B. 肺不张　　C. 苏醒延迟　　D. 心律失常

7. 作气管内插管抽吸分泌物时，下列何者是错误的　　　　　　　　　（　　）

　　A. 每次不超过 30s　　　　　　　B. 操作前先给予 100% 的氧气

　　C. 可能使患者的颅内压增加　　　D. 吸痰后再给予 100% 的氧气吸入

二、填空题

1. 人工气道湿化要求吸入气体的温度为＿＿＿＿＿＿＿，湿度为＿＿＿＿＿＿＿。

2. 气管插管气囊压力应在＿＿＿＿＿＿＿＿＿＿＿＿＿＿＿之间。

3. 婴幼儿异物梗阻救护的方法是＿＿＿＿＿＿＿＿＿、＿＿＿＿＿＿＿。

4. 成人异物梗阻救护的方法是＿＿＿＿＿＿＿＿＿、＿＿＿＿＿＿＿。

5. 气管插管时，导管管芯插入导管后，其远端距离导管开口以＿＿＿＿cm 为宜。

6. 气管插管留置时间超过＿＿＿＿天病情仍不改善，应考虑行气管切开术。

7. 环甲膜穿刺的体表部位是＿＿＿＿＿＿＿＿＿＿＿＿＿＿＿＿＿。

三、简答题

1. 试述完全性异物梗阻的急救措施。

2. 试述气管切开的护理要点。

3. 气道完全梗阻的特异性表现有哪些？

4. 试述气管插管的护理要点。

5. 行气管插管术,怎样判断导管是否准确插入气管?

任务三　简易呼吸囊的应用

一、填空题

1. 简易呼吸气囊由_____、_____、_____、_____、_____等组成。

2. 对无自主呼吸的成人,简易呼吸囊挤压频率为_____。

3. 简易呼吸囊与患者的连接方式有_____、_____、_____。

4. CE 手法指_____。

5. 简易呼吸气囊每次挤压的量大约为_____。

任务四　呼吸机的临床应用与护理

一、单项选择题

1. 关于机械通气控制呼吸模式,下列说法哪项是不正确的　　　　　　　　（　　）

    A. 呼吸机完全取代自主呼吸　　　　　　B. 有助于呼吸机与患者呼吸协调

    C. 提供全部通气量　　　　　　　　　　D. 呼吸参数由呼吸机决定

2. 患者自主呼吸停止时常选用的呼吸支持模式是　　　　　　　　　　　　（　　）

    A. CV　　　　　　B. CPAP　　　　　　C. SIMV　　　　　D. AV

3. 为机械通气患者进行吸痰以下错误的是　　　　　　　　　　　　　　　（　　）

    A. 抽吸期间应进行心电监护　　　　　　B. 抽吸时严格无菌操作

    C. 吸痰之前应给予吸入纯氧　　　　　　D. 抽吸时间不得超过 25s

4. 氧中毒最常累及　　　　　　　　　　　　　　　　　　　　　　　　　（　　）

    A. 眼睛　　　　　　B. 中枢神经系统　　C. 肾　　　　　　D. 肺

5. 现代呼吸机吸入氧浓度通常设置在　　　　　　　　　　　　　　　　　（　　）

    A. 40%～50%　　　　　　　　　　　　B. 20%～40%

    C. 50%～60%　　　　　　　　　　　　D. 60%～70%

6. 应用机械通气最常见的并发症是　　　　　　　　　　　　　　　　　　（　　）

    A. 皮下气肿　　　　　　　　　　　　　B. 肺部感染

    C. 气胸　　　　　　　　　　　　　　　D. 呼吸肌疲劳

7. 无创通气模式以下哪一个最为适合　　　　　　　　　　　　　　　　　（　　）

    A. CPAP　　　　　　B. PCV　　　　　　C. SIMV　　　　　D. CMV

8. 心跳呼吸骤停患者应用呼吸机,初始吸入氧浓度设置在　　　　　　　　（　　）

    A. 100%　　　　B. 20%～40%　　　C. 40%～50%　　　D. 60%～70%

9. 现代呼吸机压力触发灵敏度常设置为　　　　　　　　　　　　　　　　（　　）

    A. -1～$-3cmH_2O$　　　　　　　　　B. 1～$3cmH_2O$

    C. -1～$3cmH_2O$　　　　　　　　　D. -3～$-6cmH_2O$

10. 一心跳骤停患者经 2 天的积极抢救,自主呼吸未恢复,现吸入氧浓度应设置在（　　）

    A. 100%　　　　B. 20%～40%　　　C. 40%～50%　　　D. 60%～70%

二、填空题

1. 呼吸机治疗时人机对抗处理的步骤是_____、_____适当的应用镇静剂和消除自主呼吸。

2. 呼吸机撤机的方法有_____、_____、T管撤机和直接撤机。

三、名词解释

1. 氧中毒

2. 呼吸机

3. CV

4. PSV

5. SIMV

6. CPAP

四、简答题

1. 简述呼吸机人机对抗的处理步骤。

2. 呼吸机脱机的方法有哪些?

3. 试述呼吸机应用的常规护理。

4. 简述呼吸机撤离前的准备有哪些?

5. 简述常见呼吸机报警的注意事项和方法。

任务五 急性中毒救护

一、单项选择题

1. 皮肤接触了有机磷农药中毒者,禁用下列哪种溶液洗涤或擦洗 ( )

   A. 清水　　　　　B. 肥皂水　　　　　C. 20g/L 碳酸氢钠　D. 热水

   E. 氯化钠溶液

2. 毒物吸收后,主要的代谢器官是 ( )

   A. 肝　　　　　　B. 肾　　　　　　C. 肠　　　　　　D. 肺

   E. 脾

3. 不属于有机磷中毒中间综合征先兆的表现是 ( )

   A. 头痛头晕　　　B. 胸闷心慌　　　C. 乏力气短　　　D. 食欲不振

   E. 唾液增多

4. 原因不明的口服中毒者,洗胃液最宜用 ( )

   A. 生理盐水　　　B. 高锰酸钾溶液　C. 茶叶水　　　　D. 碳酸氢钠溶液

   E. 20~40g/L 鞣酸

5. 急性中毒神志不清的患者护理以下哪项不妥 ( )

   A. 患者取仰卧位　　　　　　　　　B. 保持口腔皮肤清洁

   C. 颅内压增高予静脉快速静滴脱水剂　D. 尿失禁者留置导尿

   E. 有脑疝形成者不可搬动

6. 铅中毒宜用的解毒药物是 ( )

   A. 亚甲蓝　　　　B. 二巯丙醇　　　C. 高压氧

D. 亚硝酸盐　　　E. 依地酸二钠钙

7. 口服中毒物已超过 6h 者,也应彻底洗胃,其原因是　　　　　　　　　(　　)

   A. 毒物作用引起胃蠕动增快　　　　　B. 毒物作用引起肠蠕动减慢

   C. 毒物作用引起幽门梗阻　　　　　　D. 胃排空减慢,毒物仍可滞留胃内

   E. 口服中毒者,洗胃是唯一的办法

8. 有机磷农药中毒者的护理,以下错误的是　　　　　　　　　　　　(　　)

   A. 平卧,头侧向一侧　　　　　　　　B. 建立静脉通道

   C. 洗胃插管后,先灌洗胃液再抽吸　　D. 洗胃后,由胃管注入硫酸钠导泻

   E. 不宜输入过多的葡萄糖

9. 急性中毒已发生昏迷的患者,不能采用　　　　　　　　　　　　　(　　)

   A. 催吐　　　　B. 洗胃　　　　C. 导泻　　　　D. 解毒剂

   E. 氧疗

10. 下列何种中毒禁忌洗胃　　　　　　　　　　　　　　　　　(　　)

   A. 生物碱　　　B. 有机毒物　　　C. 毒蕈　　　D. 重金属

   E. 硫酸

11. 不符合急性有机磷农药中毒的表现是　　　　　　　　　　　(　　)

   A. 恶心呕吐　　　B. 瞳孔扩大　　　C. 流涎　　　D. 多汗

   E. 肌纤维颤动

12. 不属于有机磷中毒烟碱样作用的中毒表现是　　　　　　　　(　　)

   A. 瞳孔缩小　　　B. 血压升高　　　C. 呼吸肌麻痹　　　D. 肌纤维颤动

   E. 心律失常

13. 高毒类有机磷农药不包括　　　　　　　　　　　　　　　(　　)

   A. 甲基对硫磷　　　B. 甲胺磷　　　C. 敌百虫　　　D. 氧乐果

   E. 敌敌畏

14. 有机磷农药中毒时导泻禁用　　　　　　　　　　　　　　(　　)

   A. 硫酸镁　　　B. 硫酸钠　　　C. 番泻叶　　　D. 生大黄

   E. 液状石蜡

15. 二巯丙醇对下列哪项毒品无解毒作用　　　　　　　　　　(　　)

   A. 砷　　　　B. 镁　　　　C. 汞　　　　D. 铜

   E. 锑

16. 以下不会导致心动过缓的是　　　　　　　　　　　　　(　　)

   A. 乙醇　　　B. 洋地黄类　　　C. 奎宁类　　　D. 毒蕈

   E. 普萘洛尔

17. 下列哪项不是抗胆碱药的使用原则　　　　　　　　　　(　　)

   A. 早期足量反复使用　　　　　　B. 达到阿托品化

   C. 收到最大疗效　　　　　　　　D. 需联合应用两种以上药物

   E. 避免过量中毒

18. 胆碱酯酶复能剂的主要作用是　　　　　　　　　　　　(　　)

  A. 消除肌纤维颤动   B. 解除胃肠平滑肌痉挛

  C. 减轻中枢神经系统症状   D. 防止肺水肿

  E. 抑制腺体分泌

19. 纳洛酮能拮抗   （　　）

  A. 氰化物中毒   B. 吗啡中毒   C. 亚硝酸盐中毒   D. 镁盐中毒

  E. 钡盐中毒

20. 经皮肤黏膜沾染有机磷农药而中毒者，首先应   （　　）

  A. 立即脱离现场   B. 应用拮抗剂   C. 应用一般解毒剂   D. 建立静脉通道

  E. 脱去污衣，用冷水清洗

21. 有机磷中毒的原理是   （　　）

  A. 使胆碱酯酶活性增加   B. 抑制呼吸中枢

  C. 直接作用于中枢神经   D. 使乙酰胆碱在体内蓄积

  E. 直接作用于心肌使循环衰竭

22. 有机磷农药中毒引起的毒蕈样症状是   （　　）

  A. 瞳孔缩小   B. 肌束颤动   C. 血压升高   D. 休克

  E. 意识障碍

23. 阿托品对解除有机磷农药中毒的何种症状无效   （　　）

  A. 多汗、流涎   B. 平滑肌痉挛   C. 瞳孔缩小   D. 肌纤维颤动

  E. 肺部湿啰音

24. 中度有机磷中毒的患者，其全血胆碱酯酶活力为   （　　）

  A. 100%   B. 80%～100%   C. 50%～70%   D. 30%～50%

  E. 小于 30%

25. 下列哪项中毒不能用 2% 的苏打水洗胃   （　　）

  A. 敌敌畏   B. 曼陀罗类   C. 毒蕈类   D. 敌百虫

  E. 乐果

26. 一氧化碳中毒最好的氧疗措施是   （　　）

  A. 低流量持续吸氧   B. 高流量间歇吸氧

  C. 氧气湿化瓶内加酒精   D. 静脉注射过氧化氢

  E. 高压氧给氧

27. 中度以上的一氧化碳中毒患者，其特征性的表现为   （　　）

  A. 头晕头痛   B. 恶心呕吐   C. 口唇呈樱桃红色

  D. 瞳孔对光反射迟钝   E. 潮式呼吸

28. 一氧化碳经呼吸道进入血液中，最先受累的脏器是   （　　）

  A. 心脏   B. 肺   C. 肝   D. 肾

  E. 脑组织

29. 一氧化碳中毒的主要诊断依据是   （　　）

  A. 碳氧血红蛋白阳性   B. 血液中还原血红蛋白超过 50g/L

  C. 血液中胆碱酯酶活性降低   D. 血液中血红蛋白量小于 70g/L

E. 血液中氧分压下降

30. 一氧化碳中毒后的首要措施是 （　　）

    A. 应用呼吸中枢兴奋剂　　　　　　B. 应用利尿剂

    C. 应用脱水剂　　　　　　　　　　D. 撤离中毒环境

    E. 使用高压氧舱

31. 处理一氧化碳中毒的患者,以下错误的是 （　　）

    A. 脱离中毒环境　B. 立即给氧　C. 防治脑水肿

    D. 促进脑组织功能恢复　　　　E. 昏迷时间较长的患者禁用冬眠疗法

32. 用高压氧舱治疗急性一氧化碳中毒的主要机制是 （　　）

    A. 促进血液中碳氧血红蛋白解离　　　B. 增加脑组织含氧量

    C. 增加椎动脉血流量

    D. 增加血液中的溶解氧向细胞内弥散

    E. 促进脑苏醒,加快神经系统功能恢复

33. 一氧化碳中毒时,皮肤局部出现水泡的护理是 （　　）

    A. 酒精擦洗后敷料包扎　　　　　B. 抽出水泡内液体后敷料包扎

    C. 碘酒消毒后敷料包扎　　　　　D. 热敷水泡后敷料包扎

    E. 水泡加压包扎

34. 一氧化碳与血红蛋白的亲和力要比氧与血红蛋白的亲和力大 （　　）

    A. 10～50 倍　　B. 100～150 倍　　C. 200～300 倍　　D. 400～500 倍

    E. 360 倍

35. 口服有机磷农药中毒者的抢救是否成功关键在于 （　　）

    A. 洗胃是否彻底　B. 导泻是否及时　C. 休克是否纠正　D. 解磷定剂量大小

    E. 呼吸是否通畅

36. 对于急性中毒的患者,护士为赢得抢救时机,其首要的措施是 （　　）

    A. 短时间内判断病情　　　　　　B. 准备鼻导管给氧

    C. 做好静脉输液准备　　　　　　D. 做三大常规检查

    E. 安抚患者与家属

37. 急性中毒患者引起毒物继续吸收的主要原因是 （　　）

    A. 中毒物种类是有害化学因素　　　B. 中毒的是刺激性气体,其吸收快

    C. 侵入毒物的量较大　　　　　　D. 现场抢救时清除毒物不彻底

    E. 解毒药物用量不足

38. 治疗有机磷农药中毒时,以下应用胆碱酯酶复能剂的注意事项不正确的是 （　　）

    A. 肾功能损害者慎用　　　　　　B. 不可与碱性药物配伍

    C. 静脉注射必须快速　　　　　　D. 注意避免药液渗漏

    E. 剂量过大,可产生与有机磷中毒同样的表现

39. 下列哪种急性中毒禁忌用 1:5000 高锰酸钾溶液洗胃 （　　）

    A. 对硫磷　　B. 敌百虫　　C. 巴比妥类　　D. 氰化物

    E. 毒蕈

40. 中毒患者最常使用的导泻药物是 （　　）
    A. 50mg 酚酞　　　B. 500g/L 硫酸镁　　C. 10～30ml 蓖麻油
    D. 500g/L 甘油　　E. 15～30ml 液状石蜡

41. 为清除口服后肠内毒物,中毒几小时后清洁灌肠最佳 （　　）
    A. 2 小时　　　　B. 4 小时　　　　C. 6 小时　　　　D. 8 小时
    E. 10 小时

42. 处理口服强酸中毒者不宜服用的中和剂是 （　　）
    A. 氧化镁　　　　B. 氢氧化镁　　　　C. 镁乳　　　　D. 碳酸氢盐
    E. 氢氧化铝凝胶

43. 碳酸氢盐中毒者忌服 10g/L 醋酸的机制是防止 （　　）
    A. 恶心呕吐　　　　　　　　B. 发生代谢性酸中毒
    C. 胃膨胀与穿孔　　　　　　D. 促进胃肠蠕动
    E. 胃酸分泌过多

44. 强酸、强碱中毒时,下列哪种物质最适用 （　　）
    A. 氧化剂　　　　B. 还原剂　　　　C. 吸附剂　　　　D. 保护剂
    E. 沉淀剂

45. 有机磷农药中毒应用阿托品抢救,以下阿托品化叙述错误的是 （　　）
    A. 颜面潮红　　　　　　　　B. 肺部啰音消失
    C. 口干,皮肤干燥　　　　　D. 瞳孔缩小
    E. 心率增快

46. 出现昏迷惊厥的口服中毒患者不宜催吐,主要目的是 （　　）
    A. 防止颅内出血　　　　　　B. 防止吸入性肺炎
    C. 为了争取洗胃时间　　　　D. 预防继发感染
    E. 避免催吐药物的不良反应

47. 口服中毒导泻一般不用油类泻药,其机制是 （　　）
    A. 以免促进脂溶性毒物吸收　　　　B. 防止毒物沉淀而加重中毒
    C. 以防肠黏膜吸附有机毒物　　　　D. 改变毒物的理化性质而增加毒性
    E. 避免产生中枢抑制

48. 判断有机磷农药中毒最可靠的化验指标是 （　　）
    A. 测定血液胆碱酯酶活性　　　　B. 血液肌酸激酶活性
    C. 尿有机磷农药分解产物　　　　D. 大便常规检测毒物
    E. 阿托品试验

49. 有机磷农药中毒最常见的致死原因是 （　　）
    A. 呼吸衰竭　　　　B. 循环衰竭　　　　C. 肺水肿
    D. 弥散性血管内凝血　　　　E. 窒息

50. 治疗有机磷农药中毒引起的急性肺水肿的最有效药物 （　　）
    A. 呋塞米　　　　B. 毛花苷 C　　　　C. 地高辛　　　　D. 吗啡
    E. 阿托品

51. 有机磷农药中毒治疗措施中,下列哪项不妥 （　　）

    A. 超过洗胃时间,仍应争取洗胃

    B. 皮肤接触者,禁用热水与酒精擦洗

    C. 洗胃后,忌用油类泻剂导泻

    D. 解磷定静脉注射,24 小时总量最多用 10g

    E. 阿托品每次剂量 1～10mg,皮下或静脉注射

52. 对有机磷中毒患者的病情观察,下列哪项不正确 （　　）

    A. 每 15～30 分钟测生命体征一次   B. 注意有无阿托品中毒征象

    C. 观察有无急性肺水肿表现   D. 病情缓解后不必再观察

    E. 及时发现呼吸中枢衰竭表现

53. 对口服有机磷农药中毒患者的饮食护理中,以下哪项不妥 （　　）

    A. 催吐后禁食 1 天   B. 洗胃后即可进食

    C. 进食要从流质开始   D. 进食前给氢氧化铝凝胶

    E. 加强口腔护理

54. 下列有机磷农药中毒的预防措施中,哪项不妥 （　　）

    A. 经常进行安全检查   B. 健全严格的管理制度

    C. 加强安全生产   D. 做好个人防护

    E. 经过一次中毒后,终身不宜作农药喷洒工作

55. 在有机磷中毒患者的治疗和护理过程中,下列措施哪项不妥 （　　）

    A. 密切观察患者的生命体征变化

    B. 加强皮肤护理

    C. 有高热时可应用物理降温

    D. 必须待患者清醒后给予高热量、高维生素饮食

    E. 注意液体滴速,防止肺水肿

56. 抢救急性一氧化碳中毒的关键是及时纠正脑缺氧,以下最有效的措施是 （　　）

    A. 高压氧舱吸氧   B. 使用呼吸兴奋剂

    C. 采用人工呼吸器   D. 输新鲜血或换血疗法

    E. 解除脑血管痉挛,静脉滴注 1g/L 普鲁卡因

57. 抢救急性一氧化碳中毒,冬眠疗法的机制是 （　　）

    A. 解除脑部血管痉挛   B. 改善脑组织血循环

    C. 减少脑组织耗氧量   D. 促进脑组织能量代谢

    E. 迅速解离碳氧血红蛋白

58. 关于急性一氧化碳中毒的处理,下列哪项措施不正确 （　　）

    A. 迅速撤离中毒环境   B. 昏迷者禁用冬眠疗法

    C. 防治脑水肿,头部可置冰帽   D. 解除脑部血管痉挛可用普鲁卡因

    E. 促进脑细胞功能恢复可用 ATP 等

59. 敌鼠钠盐中毒的特殊解毒剂是 （　　）

    A. 维生素 K_1 B. 亚甲蓝   C. 亚硝酸钠   D. 二巯丙醇

E. 纳洛酮

60. 某农民在田间喷洒农药,你认为他的操作中哪项错误 　　　　　　　　（　　）

    A. 穿长袖、长裤、戴口罩　　　　　　　B. 喷洒期间可休息、吸烟

    C. 顺风喷洒　　　　　　　　　　　　　D. 喷洒后用肥皂水清洗皮肤

    E. 喷洒前检查用具密封度

61. 男性,37 岁,因急性有机磷中毒入院治疗,应用阿托品治疗。治疗过程中,患者告诉护士:他的病床上有五颜六色的小甲虫和跳蚤,你认为这是什么表现 　　（　　）

    A. 阿托品用量不足　　　　　　　　　　B. 阿托品中毒

    C. 阿托品化　　　　　　　　　　　　　D. 有机磷的毒性反应

    E. 患者的眼睛有病变

62. 一中年女性中午自服敌百虫农药半杯,晚 7 时家人发现随即送来就诊,检查:躁动不合作,流涎,出汗,心率 64 次/min,呼吸 28 次/min,瞳孔 1.5mm,不宜采用（　　）

    A. 催吐　　　　　　　　　　　　　　　B. 1:5000 高锰酸钾

    C. 吸氧　　　　　　　　　　　　　　　D. 口服 50% 硫酸镁导泻

    E. 按医嘱立即注射阿托品

63. 31 岁,男性,急性有机磷农药中毒后经医院急救处理后症状消失出院,3 周后突然发生下肢瘫痪、四肢远端肌肉萎缩等神经系统症状。目前认为这种病变产生的主要原因 　　　　　　　　　　　　　　　　　　　　　　　　　　　　（　　）

    A. 胆碱酯酶受抑制　　　　　　　　　　B. 抑制神经靶酯酶

    C. 抑制儿茶酚胺释放　　　　　　　　　D. 抑制副交感神经末梢兴奋

    E. 乙酰胆碱蓄积过久

64. 21 岁,女性患者,急性一氧化碳中毒后被人送入医院急诊室,不久便咯出大量粉红色泡沫样痰。你认为最妥当的给氧原则是 　　　　　　　　　　　　（　　）

    A. 高压氧舱　　　　　　　　　　　　　B. 高流量持续吸氧

    C. 低流量持续吸氧　　　　　　　　　　D. 高流量酒精湿化给氧

    E. 热湿氧疗

65. 有机磷中毒的早期症状以下列哪个系统为主 　　　　　　　　　　　（　　）

    A. 呼吸系统　　　　B. 循环系统　　　　C. 消化系统　　　　D. 血液系统

    E. 泌尿系统

66. 下列哪项不是阿托品化的指标 　　　　　　　　　　　　　　　　　（　　）

    A. 口干　　　　B. 颜面苍白　　　　C. 皮肤干燥

    D. 瞳孔散大不再缩小　　　　　　　　　E. 肺部细湿啰音减少或消失

67. 阿托品中毒不可能出现 　　　　　　　　　　　　　　　　　　　　（　　）

    A. 狂躁、谵妄　　　　B. 颜面绯红　　　　C. 心动过缓　　　　D. 高热无汗

    E. 阵发性强直性痉挛

68. 解磷定用于有机磷农药中毒的主要机制是 　　　　　　　　　　　　（　　）

    A. 增强乙酰胆碱浓度　　　　　　　　　B. 恢复胆碱酯酶活性

    C. 解除平滑肌痉挛　　　　　　　　　　D. 抑制支气管腺体分泌

E. 减轻神经系统抑制

69. 吸引器洗胃法不可用于以下哪种患者 （　　）

    A. 孕妇　　　　　B. 昏迷者　　　　　C. 体弱者　　　　　D. 肝硬化晚期患者

    E. 器质性心脏病者

70. 依地酸二钠钙最常用于解毒下列哪种物质中毒 （　　）

    A. 铅　　　　　　B. 镉　　　　　　C. 镁　　　　　　D. 锰

    E. 钴

71. 儿童,8岁,误食放在厨房中的灭鼠药,立即出现抽搐、意识丧失,发现后立即送入医院急诊,下列措施哪项最重要 （　　）

    A. 大量洗胃、反复洗胃　　　　　　B. 静脉输液

    C. 吸氧　　　　　　　　　　　　　D. 适当应用镇静剂

    E. 输新鲜血

72. 19岁,女性患者,当家属发现时该患者已躺在地上昏迷不醒。检查:体温39℃,瞳孔缩小,对光反应迟钝,两肺闻及湿啰音,四肢发冷,皮肤粘膜呈樱桃红色。你认为可能性最大的是下列哪项急性中毒 （　　）

    A. 有机磷　　　　　　　　　　　　B. 一氧化碳

    C. 急性酒精中毒　　　　　　　　　D. 巴比妥盐类

    E. 铅

73. 对上述患者,首要的抢救措施是 （　　）

    A. 高压氧舱＋冬眠疗法　　　　　　B. 高流量吸氧＋气管切开

    C. 冬眠疗法＋头置冰帽　　　　　　D. 气管插管＋换血疗法

    E. 甲氯芬酯＋冬眠疗法

二、填空题

1. 中度有机磷中毒时,胆碱酯酶的活性为_____。在进行治疗的过程中,常用的特效解毒剂为_____和_____。

2. 有机磷中毒应用阿托品治疗的原则:_____、_____、_____、_____,合理应用阿托品。

3. 中毒患者常用洗胃液每次量_____,温度_____。

4. 毒物主要经过_____、_____和_____途径进入人体。

5. 急性有机磷中度可表现为三大症状,即_____、_____、_____。

6. 有机磷中毒特异性实验室检查指标为_____,轻度为_____,中度为_____,重度为_____。

三、名词解释

1. 急性中毒

2. 慢性中毒

3. 中毒

4. 煤气中毒

5. 有机磷中毒

6. 中间综合征

四、简答题

1. 简述有机磷农药中毒的临床表现,并叙述抢救治疗原则。

2. 简述有机磷中毒阿托品治疗时,阿托品化与阿托品中毒的临床表现。

3. 简述有机磷中毒阿托品治疗原则。

4. 简述中毒患者洗胃的适应证与禁忌证。

五、论述题

1. 患者,女,27 岁。洗澡时昏迷,全身皮肤呈樱桃红色。请问:患者属于何种毒物中毒?阐述抢救及治疗原则。

2. 试述一氧化碳中毒的中毒机制及临床表现。

3. 常见的中毒机制是什么,并分别举例说明。

4. 男性,40 岁,以突发头晕、头痛、呕吐半小时急诊入院。入院时处于浅昏迷,呼吸无大蒜味,皮肤湿冷,双瞳孔缩小,双肺可闻及散在湿啰音,有肌颤。问:

(1) 该患者的诊断可能是什么?

(2) 为明确诊断需要做何种实验室检查?

(3) 简述此类患者的救护措施。

任务六　体外电击除颤及护理

一、单项选择题

1. 有关胸外电除颤的描述,不正确的是　　　　　　　　　　　　　　　　　(　　)

A. 电击时,医务人员不得与患者接触

B. 电击电流为 200～360J

C. 一块电极置于胸骨右缘第二肋间,另一块置于心尖部位

D. 只能电除颤一次

2. 治疗室颤最有效的方法是　　　　　　　　　　　　　　　　　　　　　　(　　)

A. 同步复律　　　　　　　　　　　　B. 非同步除颤

C. 利多卡因静脉注射　　　　　　　　D. 肾上腺素静脉注射

3. 儿童体外除颤的能量选择一般为　　　　　　　　　　　　　　　　　　　(　　)

A. 1～2J/kg　　　　B. 2～4J/kg　　　　C. 4～6J/kg　　　　D. 6～8J/kg

4. 下述哪种心律失常可应用非同步电复律　　　　　　　　　　　　　　　　(　　)

A. 室上性心动过速　B. 心房扑动　　　C. 心室颤动　　　　D. 心室静止

5. 体外电除颤时的能量水平,双向波常为　　　　　　　　　　　　　　　　(　　)

A. 50～100J　　　　B. 120～200J　　　C. 300J　　　　　　D. 360J

二、填空题

1. 按发放电脉冲的形式不同将电复律分为_____和_____电复律。

2. 心脏除颤常规放置的位置_____、_____。

三、简答题

1. 心脏电复律的并发症有哪些?

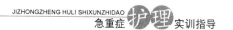

三、医院内重症患者监护知识测试

任务一 呼吸系统功能监测

一、单项选择题

1. 导致氧解离曲线右移的因素是　　　　　　　　　　　　（　　）
   A. 体温降低　　　　　　　　　　　　B. pH 降低
   C. PCO_2 降低　　　　　　　　　　D. 2,3 - 二磷酸甘油酸减少

2. ARDS 患者常选用的呼吸支持策略是加用　　　　　　　　（　　）
   A. CV　　　　　　B. PEEP　　　　　C. SIMV　　　　D. AV

3. PaO_2 是判断缺氧及缺氧程度的重要指标,其正常值为　　（　　）
   A. 80～100mmHg　　　　　　　　　B. 60～65mmHg
   C. 100～105mmHg　　　　　　　　　D. 70～75mmHg

4. 呼吸衰竭时最常见的酸碱平衡失衡是　　　　　　　　　　（　　）
   A. 呼吸性酸中毒　　　　　　　　　　B. 呼吸性碱中毒
   C. 代谢性酸中毒　　　　　　　　　　D. 代谢性碱中毒

5. 动脉血气分析酸碱平衡结果判断。　　　　　　　　　　　（　　）
   pH 7.24,$PaCO_2$ 68mmHg,　　PaO_2 80mmHg,　SaO_2 97%,HCO_3^- 15mmol/L,BE －6 mmol/L
   A. 混合性碱中毒　　　　　　　　　　B. 混合性酸中毒
   C. 失代偿性呼吸性碱中毒　　　　　　D. 完全代偿性代谢性酸中毒

6. 动脉血气分析酸碱平衡结果判断。　　　　　　　　　　　（　　）
   pH 7.44,$PaCO_2$ 31mmHg,　　PaO_2 75mmHg,　SaO_2 93%,HCO_3^- 21mmol/L,BE －10 mmol/L
   A. 混合性碱中毒　　　　　　　　　　B. 部分代偿性代谢性酸中毒
   C. 完全代偿性呼吸性碱中毒　　　　　D. 完全代偿性代谢性酸中毒

7. 呼吸性酸中毒合并代谢性碱中毒的主要表现为　　　　　　（　　）
   A. $PaCO_2$ 明显降低,HCO_3^- 升高,AB 小于 SB
   B. $PaCO_2$ 明显增加,HCO_3^- 降低,AB 大于 SB
   C. $PaCO_2$ 明显增加,HCO_3^- 升高,AB 小于 SB
   D. $PaCO_2$ 明显增加,HCO_3^- 升高,AB 大于 SB

8. 吸气性呼吸困难主要见于　　　　　　　　　　　　　　　（　　）
   A. 癔症　　　　　B. 喉头水肿　　　　C. 肋骨骨折　　　D 支气管哮喘

9. 使 SpO_2 读数增高的因素是　　　　　　　　　　　　　（　　）
   A. COHb　　　　　B. 体温下降　　　　C. 传感器松动　　D. 血压下降

10. 呼气末二氧化碳监测错误的是　　　　　　　　　　　　　（　　）

A. 可用于人工气道患者　　　　　　　　B. 与动脉血气二氧化碳分压相关性好

C. 将传感器置于气管导管近端　　　　　D. 可监测通气效果

11. 动脉血气标本采集错误的是　　　　　　　　　　　　　　　（　　）

A. 肝素液浸润注射器　　　　　　　　　B. 选择动脉进针

C. 标本隔绝空气、混匀　　　　　　　　D. 穿刺部位按压 1～3 分钟

二、填空题

1. ARDS 临床表现为_____、_____、_____。

2. 呼吸衰竭血气分析诊断标准为_____、_____。

三、名词解释

1. 呼吸衰竭

2. ARDS

3. ALI

四、简答题

1. 影响 SPO_2 读数正确性的因素有哪些？

2. 简述血气分析常用指标的正常值及临床意义。

任务二　无创血流动力学监测

一、单项选择题

1. 下面哪一个指标不能反映患者的心肌收缩力　　　　　　　　　（　　）

A. 心排出量　　　B. 心搏工作指数　　　C. 外周血管阻力　　　D. 心脏排血指数

2. 心电监护仪的应用目的,下列何项不妥　　　　　　　　　　　（　　）

A. 观察动态心电图　　　　　　　　　　B. 指导抗心律失常的治疗

C. 消除心室颤动　　　　　　　　　　　D. 发现致命性心律失常

3. 给患者进行持续心电监护时,下述哪项做法不当　　　　　　　（　　）

A. 常规 Ⅰ 导联监护　　　　　　　　　　B. 心率报警一般范围:60～100 次/min

C. 一次性电极粘贴避开肌肉丰富部位　　D. 电极导线从患者颈部引出

4. 以下哪个指标可较好地反映各脏器的灌注情况　　　　　　　　（　　）

A. 收缩压　　　B. 舒张压　　　C. 平均动脉压　　　D. 右房压

5. 应用多功能监护仪测量患者血压,下列哪项可以不调整　　　　（　　）

A. 动脉压报警范围　　　　　　　　　　B. 测压模式

C. 血压计袖带　　　　　　　　　　　　D. 测量血压间隔时间

6. 应用多功能监护仪监测患者心电图,哪组一次性电极粘贴位置不妥　（　　）

A. 左侧锁骨上、右锁骨上、左肋弓下腋前线

B. 左肩、右肩、左上腹

C. 左上肢内侧、右上肢内侧、左下肢内侧

D. 左侧锁骨下、右锁骨下、右上腹

7. 平均动脉压(MAP)的计算公式是　　　　　　　　　　　　　（　　）

A. MAP＝DBP＋2/3(SBP－DBP)　　　B. MAP＝DBP＋1/3(SBP－DBP)

C. MAP＝1/3（2SBP＋DBP）　　　　　　D. MAP＝2/3（SBP＋2DBP）

二、填空题

1. 目前临床常用的监护系统一般由_____和_____组成。

2. 一般设置心率报警范围为患者自身心率上下的_____。

3. 心电监护时超过_____小时,应更换电极片和粘贴部位。

三、简答题

1. 安放心电监护仪电极时应注意哪些?

2. 简述心电监护仪报警设置的原则。

任务三　有创血流动力学监测

一、单项选择题

1. 有创动脉血压监测时,为确保获得血压波形和数据,应将换能器上三通的 OFF 端

 　　　　　　　　　　　　　　　　　　　　　　　　　　　　　　　　　（　　）

 　A. 朝向仪器端　　　　B. 朝向大气端　　　　C. 朝向患者　　　　D. 45°方向

2. 当一急性心肌梗死患者出现严重呼吸困难,肺部听诊满布湿啰音,咯出粉红色泡沫

 　痰时,下列哪一组监测参数可能出现　　　　　　　　　　　　　　　　　（　　）

	A	B	C	D
PCWP(mmHg)	12	18	30	32
CVP(mmHg)	4	10	6	4
CO(L/min)	5	6	3	8

3. 如果上例心肌梗死患者同时出现皮肤苍白,四肢厥冷,下列哪组用药较合理　（　　）

 　A. 毛花苷 C＋硝酸甘油　　　　　　　　B. 多巴酚丁胺＋硝酸甘油

 　C. 毛花苷 C＋硝普钠　　　　　　　　　D. 多巴酚丁胺＋硝普钠

4. 肺毛细血管楔压（PCWP）的正常值是 5～12mmHg,当 PCWP 大于 18mmHg 时

 　出现　　　　　　　　　　　　　　　　　　　　　　　　　　　　　　　（　　）

 　A. 肺淤血　　　　　B. 肺水肿　　　　　C. 肝淤血　　　　　D. 下肢水肿

5. 一次性有创动脉测压的管道常规应　　　　　　　　　　　　　　　　　　（　　）

 　A. 24 小时更换　　B. 48 小时更换　　C. 72 小时更换　　D. 6 小时更换

6. 动脉血压直接测压装置的换能器放置位置在　　　　　　　　　　　　　　（　　）

 　A. 右心房水平　　　　　　　　　　　　B. 左心房水平

 　C. 腋中线第五肋间水平　　　　　　　　D. 无所谓

7. 下列哪项不是动脉血压直接监测技术的目的　　　　　　　　　　　　　　（　　）

 　A. 连续监测动脉血压　　　　　　　　　B. 反映病情和指导治疗

 　C. 获得动脉血样　　　　　　　　　　　D. 动脉内给药,治疗重症疾病

8. 下列哪项是动脉血压直接监测的适应证　　　　　　　　　　　　　　　　（　　）

 　A. 左下肢股骨骨折,神志清晰　　　　　B. 急性大叶性肺炎,体温 39.8℃

C. 风湿性心脏病瓣膜置换手术　　　　　　D. 限期胃癌根治术

9. 下列哪项不宜应用动脉血压直接监测技术　　　　　　　　　　　　　（　　）

　　A. 急性大叶性肺炎,体温 39.8℃

　　B. 左下肢股骨骨折,骨盆骨折,腹腔大出血

　　C. 法乐四联症矫治手术

　　D. 急性心肌梗死,心源性休克

10. 下述患者哪种情况禁止进行左侧桡动脉穿刺　　　　　　　　　　　　（　　）

　　A. 左侧桡动脉侧支循环试验 3～5s　　　B. 左侧桡动脉侧支循环试验 5～7s

　　C. 左侧桡动脉侧支循环试验 7～10s　　D. 左侧桡动脉侧支循环试验＞15s

11. 下列哪项不是足背动脉血压直接监测术前必做准备　　　　　　　　　（　　）

　　A. Allen 试验　　　　　　　　　　　　B. 袋装肝素稀释液

　　C. 动脉留置针　　　　　　　　　　　　D. 多功能监护仪

12. 临床上动脉血压直接监测的首选置管动脉是　　　　　　　　　　　　（　　）

　　A. 颈动脉　　　　B. 桡动脉　　　　C. 股动脉　　　　D. 足背动脉

13. 临床上常选择桡动脉作为穿刺动脉的原因是除外　　　　　　　　　　（　　）

　　A. 穿刺成功率高　　　　　　　　　　　B. 容易固定

　　C. 护理方便　　　　　　　　　　　　　D. 反映每一心动周期的血压

14. 动脉血压直接测压装置调零状态时下述哪个步骤正确　　　　　　　　（　　）

　　A. 换能器侧三通 OFF 端朝向仪器端　　B. 换能器置于右心房水平

　　C. 换能器与患者相通　　　　　　　　　D. 换能器侧三通空气端关闭隔绝空气

15. 下述哪种情况不必调整零点　　　　　　　　　　　　　　　　　　　（　　）

　　A. 抽取动脉血样后　　　　　　　　　　B. 患者体位改变后

　　C. 前后夜班交班后　　　　　　　　　　D. 获取第一次动脉血压前

16. 动脉血压直接监测的数据与袖带血压之间的差距一般是　　　　　　　（　　）

　　A. 5mmHg 以内　　B. 10mmHg 以内　　C. 15mmHg 以内　　D. 20mmHg 以内

17. 一患者进行直接动脉血压监测,连接好监测装置及导管后,监护仪屏幕上无血压波
　　形及数据,你认为最可能的原因是　　　　　　　　　　　　　　　　（　　）

　　A. 换能器损坏　　　　　　　　　　　　B. 加压袋压力不足

　　C. 管道不通　　　　　　　　　　　　　D. 患者无血压

18. 下述监测波形的描述,哪个不是正常血压波形的特征　　　　　　　　（　　）

　　A. 波形高耸　　　　　　　　　　　　　B. 上升支较下降支迅速

　　C. 下降支有一个切迹　　　　　　　　　D. 波形大小基本一致

19. 血流导向气囊导管监测的目的是除外　　　　　　　　　　　　　　　（　　）

　　A. 精细、可靠的血流动力学监测　　　　B. 反映循环血容量

　　C. 反映周围血管状态　　　　　　　　　D. 应用血管活性药物

20. 血流导向气囊导管监测的适应证是　　　　　　　　　　　　　　　　（　　）

　　A. 凝血功能障碍　　　　　　　　　　　B. 右心房黏液瘤

　　C. 急性心力衰竭,心源性休克　　　　　D. 风湿性心脏病三尖瓣狭窄

21. 血流导向气囊导管监测的禁忌证是 （ ）
    A. 车祸致多发伤,休克 　　　　　　 B. 急性重症呼吸衰竭
    C. 急性心力衰竭,心源性休克 　　　　 D. 风湿性心脏病三尖瓣狭窄

22. 血流导向气囊导管监测常用的置管静脉是 （ ）
    A. 锁骨下静脉 　　 B. 颈内静脉 　　 C. 股静脉 　　 D. 颈外静脉

23. 血流导向气囊导管气囊的充气量一般为 （ ）
    A. 0.5～1.0ml 　 B. 1.0～1.5ml 　 C. 1.5～2.0ml 　 D. 2.0～3.0ml

24. 为防止血流导向气囊导管破裂气囊的气体引起气栓,建议应用 （ ）
    A. 空气 　　　　 B. 氮气 　　　　 C. 氧气 　　　　 D. 二氧化碳

25. 肺动脉楔压的主要反应除外 （ ）
    A. 左心室舒张末压力 　　　　　　　 B. 左心室功能
    C. 左心室前负荷 　　　　　　　　　 D. 肺动脉平均动脉压

26. 一患者正进行血流导向气囊导管置管,当导管插入 25～30cm 时,心电监护上显示
    室性早搏,你认为处理该除外 （ ）
    A. 推注利多卡因,并继续监测 　　　 B. 继续送入导管
    C. 吸氧,含服硝酸甘油 　　　　　　 D. 气囊充气适量

27. 应用血流导向气囊导管测量心排出量时,常选用的指示剂温度是 （ ）
    A. 0～5℃ 　　 B. 5～10℃ 　　 C. 15～20℃ 　　 D. 20～25℃

28. 应用血流导向气囊导管测量心排出量时,最常选用的指示剂是 （ ）
    A. 5%葡萄糖 　 B. 10%葡萄糖 　 C. 生理盐水 　　 D. 平衡液

29. 应用血流导向气囊导管测量心排出量时,指示剂一般先注入哪个心腔 （ ）
    A. 右心房 　　 B. 右心室 　　 C. 左心房 　　 D. 左心室

30. 一例休克患者,监测中心静脉压和动脉压均低于正常,休克的原因可能是 （ ）
    A. 心功能不全 　 B. 血容量不足 　 C. 输液过量 　　 D. 肺栓塞

二、填空题

1. 有创测压的冲洗装置由压力袋和肝素稀释液组成,要保持压力在_____,维持肝
   素稀释液_____持续冲洗。

2. 有创血流动力学监测包括_____、_____、_____等。

3. 临床常用的动脉血压直接置管途径首选为_____,该动脉穿刺前要检查其末端肢
   体侧支循环情况,该试验称为_____。

4. Allen 试验的目的是检查桡动脉侧支循环情况,其正常值为_____s,超过
   _____s禁止穿刺。

5. 临床上常可通过_____、胸片等方法来判断血流导向气囊导管顶端位置。

6. PCWP 是_____,反映的是_____功能。

7. PCWP 的正常值是_____,PCWP 的升高与下降和肺脏的病理生理密切相
   关,当超过 30mmHg 出现_____。

8. 心排血量的英文简称为_____,是指每分钟由心脏排出到外周循环的血量。
   其正常值为_____L/min。

9. 应用血流导向气囊导管测量心排出量的方法称为_____,一般需重复测量_____次,以减少误差。

三、名词解释

1. 有创血流动力学监测
2. 动脉血压直接监测法
3. PCWP/肺毛细血管楔压

四、简答题

1. 简述应用血流导向气囊导管测量心排量的方法及注意事项 。
2. 简述应用血流导向气囊导管测量肺毛细血管楔压的注意事项。
3. 简述血流导向气囊导管置管时及置管期间的并发症。
4. 简述动脉置管的并发症。

五、论述题

1. 有创动脉测压首选穿刺什么动脉,穿刺前要做什么试验及结果如何判断。穿刺后的测压导管护理要点。

任务四　大手术后患者的 ICU 监护

一、单项选择题

1. 下列适宜的 ICU 收治对象为 　　　　　　　　　　　　　　　　　　　　（　　）
   - A. 急性传染病患者
   - B. 明确为脑死亡患者
   - C. 恶性肿瘤晚期患者
   - D. 各种严重创伤患者
2. ICU 病房应保持空气新鲜、流通,一般要求温度在 　　　　　　　　　　（　　）
   - A. 22～25℃
   - B. 25～28℃
   - C. 18～20℃
   - D. 15～18℃
3. 有关急诊范围,下列哪项是错误的 　　　　　　　　　　　　　　　　　（　　）
   - A. 急性疾病
   - B. 发热患者（体温大于 37℃）
   - C. 慢性疾病急性发作
   - D. 急性创伤
4. 灾难急救中休克患者救护的首要环节是 　　　　　　　　　　　　　　（　　）
   - A. 应用血管活性药物
   - B. 应用纠酸药物
   - C. 消除病因,补充血容量
   - D. 应用肾上腺皮质激素
5. ICU 的任务错误的是 　　　　　　　　　　　　　　　　　　　　　　　（　　）
   - A. 抢救危重患者
   - B. 对各种危重患者加强医疗
   - C. 在普通病房抢救监护患者
   - D. 利用现代设备监护患者

二、填空题

1. 院前急救护理的任务主要包括_____、_____、_____等。
2. ICU 抢救器械和药品应做到专人负责,定_____,定_____,定品种,以保证应急使用。
3. 院前急救的三大要素为_____、_____、_____。
4. EMSS 的组成包括：_____、_____、重症监护治疗。
5. 广义上讲,院前急救包括_____、_____两个部分。

6. 急救护理原则为 _____、_____。

7. 目前我国急救模式有 _____、_____、_____、_____、_____等。

三、名词解释

1. SOAP 公式

2. ICU

3. EMSS

4. 院前急救

5. 急救半径

6. 急救反应时间

四、简答题

1. 简述 ICU 质量管理的基本原则。

2. 简述转入 ICU 需做哪些准备。

3. 简述院前急救处理原则。

4. 院前急救的特点是什么?

5. 急诊护士的角色有哪些?

6. 简述 ABCBS 快速评估法。

7. 简述伤员转送途中的监测和护理要点。

五、案例分析题

【案例1】 患者,男性,50岁。完善相关检查后于3月26日上午8点入手术室在全麻下行冠脉手术,手术顺利,于中午12点30转入ICU病房。请拟订方案,设计接诊的程序。

【案例2】 王女士,因胸痛、心电图提示急性心肌梗死被收入宁波市第一医院CCU病房。入院后给予心电监护、氧气吸入。急诊PTCA术后患者行机械通气、动脉血压监测、心电监护等。作为病房护士,巡视病房时患者心电显示 SPO_2 78%,气道压力为$45cmH_2O$,要求进行评估并给予干预措施。

项目六　实践环节考核评分标准

一、现场心肺复苏操作考核评分标准

姓名＿＿＿＿＿＿　　班级＿＿＿＿＿＿　　学号＿＿＿＿＿＿　　得分＿＿＿＿＿＿

项　　目		操　作　要　求	标准分	实际得分
操作过程	评估环境	评估环境安全,个人防护	1	
		评估患者判断有无意识(拍肩膀,大声询问,禁忌剧烈摇晃患者)	1	
	评估呼吸	抢救者面向患者,看胸廓有无起伏(口述呼吸情况)	2	
		评估时间5～10s	1	
	呼救	高声呼救,拨"120"急救电话(口头说明)	2	
	安置体位	体位安置正确(仰卧位)	2	
		放到硬质平面上	1	
	评估脉搏	操作者同侧颈动脉,定位快速、准确(报告脉搏情况)	2	
		检查脉搏时间5～10s	1	
	胸外心脏按压	按压部位:胸骨下半段,位于两乳头连线的中点处	5(每个循环1分)	
		按压姿势手法:一手掌根部放在胸部两乳头之间的胸骨上,另一手平行重叠压在其手背上,肘部伸直,掌根用力,手指抬离胸壁,实施连续规则的按压	5(每个循环1分)	
		按压深度:至少5cm	30	
		按压频率:至少每分钟100次,按压中中断不超过10s	5	
		按压—通气比值:30∶2	5(每个循环1分)	
		每次按压后胸廓回弹	5(每个循环1分)	
	清除口腔异物	检查口腔有无异物,取出移动的假牙及异物	3	
	开放气道	开放气道:仰头-抬颌法或者下颌前冲法,注意不能压迫软组织	5	
	人工呼吸	完全包住患者的口,捏闭患者鼻孔,呼气时放松	5(每个循环1分)	
		每次吹气1秒钟以上,给予足够潮气量(500～600ml)	10	

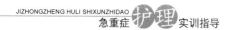

续　表

项　　目		操　作　要　求	标准分	实际得分
操作过程	评估效果	口对口吹气2次	1	
		按压5个循环后正确评估脉搏	2	
		按压5个循环后正确评估呼吸	2	
		时间5~10s	1	
后续处理		妥善安置患者,处理用物	1	
仪表态度		仪表端庄,沟通有效,体现急救意识和人文关怀	2	
总计			100	

主考教师　考试日期　年　月　日

二、创伤急救综合操作考核评分标准

班级　　　姓名　　　学号　　　　　得分

项目	内　　　容	分值	评分等级及分值				实际得分
			A	B	C	D	
仪表	仪表大方,举止端庄,衣帽整洁	4	4	3	2	1—0	
用物	模拟人、酒精棉球、纱布、绷带、止血带、治疗碗、小夹板、三角巾、小木棍等	4	4	3	2	1—0	
操作过程	1. 评估环境安全,正确判断患者意识(senses)	5	5	4	3	2—0	
	2. 高声呼救,拨"120"急救电话(口头说明)	5	5	4	3	2—0	
	3. 正确评估气道与颈椎情况 A(airway)	5	5	4	3	2—0	
	4. 判断呼吸是否异常 B(breath)	5	5	4	3	2—0	
	5. 检查患者循环(血压及脉搏)的情况 C(circulation)	5	5	4	3	2—0	
	6. 迅速准备判断患者有无出血症状或征兆 B(bleeding)	5	5	4	3	2—0	
	7. 根据病情选择正确的止血方法和止血材料	5	5	4	3	2—0	
	8. 止血部位正确、加垫	5	5	4	3	2—0	
	9. 松紧程度适宜,正确标记	5	5	4	3	2—0	
	10. 根据病情选择正确的包扎方法和包扎材料	5	5	4	3	2—0	
	11. 伤口处理、加垫	4	4	3	2	1—0	
	12. 包扎松紧度适宜、美观、有效	4	4	3	2	1—0	
	13. 根据病情选择正确的固定方法和材料	4	4	3	2	1—0	

项目	内　　　容	分值	评分等级及分值				实际得分
			A	B	C	D	
操作过程	14. 固定方法正确、美观	4	4	3	2	1—0	
	15. 正确搬运患者	8	8	6	4	2—0	
	16. 迅速准备抢救物品	4	4	3	2	1—0	
	17. 记录抢救时间、过程和药物	6	6	4	2	1—0	
操作熟练程度	动作轻巧、有条不紊、团队精神好、配合默契、分工明确	8	8	6	4	2—0	

主考教师　考试日期　年　月　日

三、简易呼吸球囊加压呼吸操作考核评分标准

班级　　　　　姓名　　　　　学号　　　　　　　得分

项目	内容	分值	评分等级及分值				实际得分
			A	B	C	D	
仪表	仪表大方,举止端庄,衣帽整洁	5	5	4	3	2—0	
用物	氧气、流量表、呼吸皮囊、氧气连接管、面罩、50ml针筒	5	5	4	3	2—0	
操作过程	1. 连接面罩、皮囊正确,面罩充气适量	20	20	15	10	5—0	
	2. 评估患者意识、呼吸、氧饱和度、皮肤黏膜色泽	5	5	4	3	2—0	
	3. 启动院内急救系统	5	5	4	3	2—0	
	4. 清理呼吸道	5	5	4	3	2—0	
	5. 开放气道	5	5	4	3	2—0	
	6. 连接氧气	5	5	4	3	2—0	
	7. 调节最大流量	5	5	4	3	2—0	
	8. 试挤压球囊2~3次	5	5	4	3	2—0	
	9. 面罩罩住患者口鼻位置正确	5	5	4	3	2—0	
	10. 面罩按紧不漏气,同时开放气道	5	5	4	3	2—0	
	11. 挤压皮囊频率、潮气量正确	10	10	8	6	4—0	
	12. 边挤压,边评估患者情况正确	5	5	4	3	2—0	
	13. 5个循环CPR或2分钟后再次评估正确,提出继续抢救措施正确	5	5	4	3	2—0	

续　表

项目	内容	分值	评分等级及分值				实际得分
			A	B	C	D	
操作熟练程度	动作轻巧、稳重、有条不紊	5	5	4	3	2—0	

主考教师　考试日期　年　月　日

四、呼吸机操作考核评分标准

班级　　　姓名　　　学号　　　得分

项目	内容	分值	评分等级及分值				实际得分
			A	B	C	D	
仪表	仪表大方,举止端庄,态度和蔼	5	5	4	3	2—0	
用物	氧气筒、氧气表、减压表、扳手、简易呼吸囊、面罩、呼吸机、螺纹管、湿化器、集水器、蒸馏水、模拟肺、听诊器	5	5	4	3	2—0	
操作过程	1. 装氧气筒、装减压表、接高压管、调节氧气压力	5	5	4	3	2—0	
	2. 连接机器电源	5	5	4	3	2—0	
	3. 湿化器加蒸馏水	5	5	4	3	2—0	
	4. 呼吸机管路连接	15	15	10	5	0	
	5. 温度探头连接	5	5	4	3	2—0	
	6. 打开气源、电源开关	5	5	4	3	2—0	
	7. 根据患者选择模式	5	5	4	3	2—0	
	8. 按模式选择调节项目	5	5	4	3	2—0	
	9. 设置参数	10	10	8	6	4—0	
	10. 模拟肺监测机器功能	5	5	4	3	2—0	
	11. 接人工气道并评估患者	5	5	4	3	2—0	
	12. 关机顺序正确	5	5	4	3	2—0	
	13. 用物处置符合要求	5	5	4	3	2—0	
操作熟练程度	动作轻巧、稳重、有条不紊	10	10	8	6	4—0	

主考教师　考试日期　年　月　日

五、多功能监护仪应用操作考核评分标准

班级　　　　　姓名　　　　　学号　　　　　得分

项目	内容	分值	评分等级及分值				实际得分
			A	B	C	D	
仪表	仪表大方,举止端庄,衣帽整洁	5	5	4	3	2—0	
用物	多功能监护仪、模块、电极片、合适的袖带、氧饱和度探头	5	5	4	3	2—0	
操作过程	1. 环境准备、解释	5	5	4	3	2—0	
	2. 开机,检查心电监护仪性能	5	5	4	3	2—0	
	3. 电极粘贴,位置正确	10	10	8	6	4—0	
	4. 观察心电图,选择合适的导联	5	5	4	3	2—0	
	5. 波幅、波形的清晰度调节符合要求	5	5	4	3	2—0	
	6. 无创血压测压模式选择正确	5	5	4	3	2—0	
	7. 无创血压袖带放置正确,松紧适宜	5	5	4	3	2—0	
	8. 测量血压的肢体放置位置正确	5	5	4	3	2—0	
	9. 连接氧饱和度监测传感线,与患者相接	5	5	4	3	2—0	
	10. 设置心率报警正常范围	5	5	4	3	2—0	
	11. 设置氧饱和度报警(下限90%)	5	5	4	3	2—0	
	12. 设置血压报警上下限	5	5	4	3	2—0	
	13. 设置测压自动间隔时间	5	5	4	3	2—0	
	14. 监测呼吸,设置报警上下限及窒息报警时间	5	5	4	3	2—0	
	15. 操作中时时刻刻体现出人文关怀	5	5	4	3	2—0	
操作熟练程度	动作轻巧、稳重、有条不紊	10	10	8	6	4—0	

主考教师　　考试日期　　年　　月　　日

六、电击除颤操作考核评分标准

班级　　　　　姓名　　　　　学号　　　　　得分

项目	内容	分值	评分等级及分值				实际得分
			A	B	C	D	
仪表	仪表大方,举止端庄,衣帽整洁	5	5	4	3	2—0	

续 表

项目	内容	分值	评分等级及分值				实际得分
			A	B	C	D	
用物	除颤起搏仪,电击板,导电糊、临时体外起搏器电极	5	5	4	3	2—0	
操作过程	1. 继续 CPR 直到除颤仪到位	5	5	4	3	2—0	
	2. 接上电源,打开开关,连接心电监护(同步一定要接)	5	5	4	3	2—0	
	3. 确定或选择合适导联(常规Ⅱ导联),调节 EKG 波形大小	5	5	4	3	2—0	
	4. 暂停按压,不碰触患者,识别室颤、室速心律,按压中断时间<10 秒	10	10	8	6	4—0	
	5. 准备除颤,确定非同步	5	5	4	3	2—0	
	6. 在电击板上涂上导电糊或生理盐水纱布	5	5	4	3	2—0	
	7. 选择合适电量,双向150J,单向360J	10	10	8	6	4—0	
	8. 电击板放置位置准确,确定胸前无电线、氧气导管、被子等	10	10	8	6	4—0	
	9. 充电,等待充电完毕指示	5	5	4	3	2—0	
	10. 清理现场,大声说"离开病人"	5	5	4	3	2—0	
	11. 电击板紧贴皮肤,放电	10	10	8	6	4—0	
	12. 立即从按压开始 CPR,5 个循环或 2 分钟后再次评估,为室颤、室速心律则再次除颤,若为窦性心律则继续监护	5	5	4	3	2—0	
操作熟练程度	操作熟练、有条不紊	10	10	8	6	4—0	

主考教师　考试日期　年　月　日

七、动脉血压直接监测操作考核评分标准

班级　　　　姓名　　　　学号　　　　　　得分

项目	内容	分值	评分等级及分值				实际得分
			A	B	C	D	
仪表	仪表大方,举止端庄,衣帽整洁	5	5	4	3	2—0	
用物	肝素,软包装生理盐水,一次性换能器,专用连接线,加压袋,注射器,消毒用物,监护仪	5	5	4	3	2—0	
操作过程	1. 配置肝素液,剂量准确	5	5	4	3	0	
	2. 打开一次性换能器,连接软包装生理盐水	5	5	4	3	2—0	

续　表

项目	内容	分值	评分等级及分值				实际得分
			A	B	C	D	
操作过程	3. 外加加压袋,加压正确	5	5	4	3	0	
	4. 将压力传感器连接线与专用连接线连接,再与监护仪相接	5	5	4	3	2—0	
	5. 换能器系统排气	10	10	8	6	4—0	
	6. 将换能器与患者连接	5	5	4	3	2—0	
	7. 将换能器固定于右心房水平	5	5	4	3	2—0	
	8. 调零换能器与大气相通	5	5	4	3	2—0	
	9. 调零监护仪模块操作正确	5	5	4	3	2—0	
	10. 将三通置于工作状态,获得第一次血流动力学波	10	10	8	6	4—0	
	11. 设置报警范围符合要求	5	5	4	3	2—0	
	12. 操作中时时刻刻体现出人文关怀	5	5	4	3	2—0	
	13. 严格无菌操作	5	5	4	3	2—0	
	14. 能说出动脉血压直接监测护理要点	5	5	4	3	2—0	
操作熟练程度	动作轻巧、稳重、有条不紊	10	10	8	6	4—0	

主考教师　考试日期　年　月　日

八、心外科术后监测操作考核评分标准

班级　　　姓名　　　学号　　　得分

项目	内容	分值	评分等级及分值				实际得分
			A	B	C	D	
仪表	仪表大方,举止端庄,态度和谐	5	5	4	3	2—0	
用物	1. 多功能监护仪、体温计 2. 呼吸机、简易呼吸囊、普通吸氧装置 3. 吸引装置 2 套(心包纵隔低负压,吸痰) 4. 闭式引流瓶 2 只、有创测压用物 5. 静脉推注泵、输液架、静脉滴注泵 6. 注射盘连接管、肝素帽、三通、胶布	10	10	8	6	4—0	

续　表

项目	内容	分值	评分等级及分值				实际得分
			A	B	C	D	
用物	7. 床单位						
	8. 氧气袋						
	9. 尿液计量器						
	10. 病历牌、记录纸						
操作过程	转运患者：1. 呼吸囊挤压　2. 各管道处理：心包、胸腔引流管夹管、导尿管、液体、动脉测压管处理　3. 交班	10	10	8	6	4—0	
	1. 接呼吸机	5	5	4	3	2—0	
	2. 接心电监护	5	5	4	3	2—0	
	3. 连接无创血压	5	5	4	3	2—0	
	4. 连接氧饱和度探头	5	5	4	3	2—0	
	3. 接有创测压管	10	10	8	6	4—0	
	4. 接心包、纵隔引流管、胸腔闭式引流管	5	5	4	3	2—0	
	5. 接导尿管	5	5	4	3	2—0	
	6. 连接输液，微量注射泵应用	5	5	4	3	2—0	
	7. 约束带约束患者	5	5	4	3	2—0	
	8. 抽血气、电解质、血常规、血凝标本	5	5	4	3	2—0	
	9. 观察病情，记录正确及时	5	5	4	3	2—0	
	10. 操作中时时刻刻体现出人文关怀	5	5	4	3	2—0	
操作熟练程度	动作轻巧、稳重、有条不紊	10	10	8	6	4—0	

主考教师　考试日期　年　月　日